自殺、そして遺された人々

高橋祥友

目次　自殺、そして遺された人々

JCLS 88002-161

はじめに

精神科医にとって、自殺予防はけっして避けて通ることのできない問題です。それに加えて、私はたまたまこれまでの経験から、自殺予防にもう一歩深く踏み込んで関わるようになってきました。

精神科研修を終えたばかりの頃、私は新設された山梨医科大学のスタッフになりました。当初は脳波の研究をするつもりでいましたが、できたばかりの医大ではスタッフも研究費も十分ではありません。二十代後半と若かった私は臨床要員として、月の半分も当直をしていた時期さえありました。

山梨県には自殺が多発する場所として広く知られている青木が原樹海があります。私が山梨医大に赴任して間もなく、青木が原樹海で自殺を図ったものの、幸い未遂に終わった患者さんの治療を担当することになったのです。

そして、その中には命を助けられたものの、自分自身についての重要な記憶をすべて失っている人もいたのです。

これらの人々は名前、年齢、住所、家族、職業などといった自分自身に関する重要な記憶をすべて失っていました。そして、治療を進めていくうちに、予想もしなかったことが明らかになっていきました。あまりにも強いこころの傷を受けて、自殺を図ったものの、苦しすぎる記憶を失うことによって、ぎりぎりのところで死を回避したのです。

このような患者さんを治療することは、私にとってまったくの偶然でした。そして、どうして多くの人々が同じ場所を死に場所として選ぶのか、命を失う代わりに記憶をなくすという心理的なメカニズムは何なのか、私には多くの疑問が残りました。

しばらくして、フルブライト研究員として渡米する機会を与えられ、カリフォルニア大学ロサンゼルス校（ＵＣＬＡ）のエドウィン・シュナイドマン教授のもとで、自殺予防や末期疾患のために死にゆく人に対する精神療法を学ぶことができました。

ごく簡単な説明ですが、こういったきっかけから他の精神科医よりも自殺予防に少し深く踏み込んでいくようになったのです。

自殺予防は精神科医療従事者にとって実に深刻な問題です。しかし、周囲を見渡しても、日常の臨床で自殺の危険の高い患者さんの治療に当たっているにもかかわらず、長期的にこの問題を取り上げている精神科医はそれほど多くはないというのも現実です。短期間だけこの問題を調べたりする人は少なくないのですが、長期的に取り組んでいる人となるとどれくらいいるのだろうかというのが、率直な感想です。

私が自殺予防に関する最初の論文を書いてからすでに二十年以上が経過しています。青少年、働き盛り、高齢者といった、ライフサイクルと自殺予防について研究をまとめてきました。その他にも、世界保健機関（ＷＨＯ）と協力して、世界各国の自殺率の比較検討を行ったり、国レベルでの自殺予防の方針を立てるうえで基準となるガイドライン作成に携わったこともあります。また、ある自殺が他の複数の自殺を引き起こす群発自殺という現象について研究を進め、マスメディアと自殺の問題も取り上げてきました。

残念なことですが、米国のように自殺予防に関して数多くの精神科医や臨床心理士が関心を抱いているといった状況とは対照的に、わが国ではほんの一握りの専門家しかいないというのが現状です。

私が一般の人に向けて「自殺の心理学」（講談社現代新書、一九九七年）という本を書いた時に、わが国では年間の自殺者総数が交通事故の犠牲者数の二倍以上にものぼる深刻な問題であると指摘しました。

具体的に数字をあげてみましょう。警察庁の統計によると、一九八八年から一九九七年までの十年間では、年間平均自殺者総数は二万二四一〇人でした。

ところが、一九九八年にはその数が、一挙に三万二八六三人と一万人以上も増えてしまったのです。その後も、一九九九年には三万三〇四八人、二〇〇〇年には三万一九五七人、二〇〇一年には三万一〇四二人と四年連続して自殺者総数三万人という緊急事態が続いています（なお、本書を執筆している時点で最新の情報は二〇〇一年までのものであることを断っておきます）。

最近では、年間の交通事故死者数が一万件を超えることはまずありません。したがって、自殺者数は交通事故死者数の三倍以上というきわめて深刻な問題となっているのです。

なお、自殺はしばしば正確な数字として統計にのぼってこないということも指摘されてきました。すなわち、自殺に対して非常に強い抵抗がある社会では、自殺を強く疑われるのに、事故死として処理されてしまう場合も考えられるのです。たとえば、一人で自動車を運転していた人が猛スピードで壁に激突して死亡したといったような場合に、遺書がなかったり、家族や知人にはっきりと死の意図を訴えていなかったならば、周辺の状況から自殺の可能性が強く疑われたとしても、まず事故死として処理されるでしょう。そこで、警察庁から発表されている数よりも、自殺の実数ははるかに高いこともしばしば指摘されています。

一応、ここでは自殺者総数が三万人以上であるということで話を進めていきましょう。さて、未遂者の数となると、少なく見積もっても既遂者数の十倍（報告によると二十倍というものもあります）は存在すると推計されています。

さらに、自殺行動というのは、その行動を起こす人だけに影響を及ぼすものではないのです。既遂自殺や未遂自殺が生じると、家族や知人に強い精神的な打撃を及ぼします。自殺行動が一件起きると、最低五人が深刻な影響を受けるとされています。

したがって、自殺はけっして死にゆく人だけの問題にとどまらないのです。現実に、わが国だけでも年間百数十万人の人々が自殺によって深いこころの傷を負っています。

まず、自殺を予防することに全力を注ぐべきです。自ら命を絶つ人は、最後の行動に及ぶ前にさまざまなこころの問題を抱えていたにもかかわらず、適切な精神科治療を受けずに亡くなっている人があまりにも多いのです。今では副作用も少なくて、十分に効果の出る薬も手に入ります。また、問題を抱えたときにごく限られた解決策に打って出る傾向に働きかけていく精神療法もいろいろと開発されています。

しかし、残念ながら、どれほど努力をしても自殺をただちにゼロにすることはできません。世界各国の統計を見ても、非常に低い率を示す国から、きわめて高い率を示す国までさまざまです。しかし、唯一断言できる点は、自殺がまったく起きていない国というのは世界中を探してもひとつもないということです。

自殺の危険の高い人を早期の段階で発見して、適切な治療を実施することで、自殺予防の余地はまだ十分に残されているはずです。自殺率は人口一〇万人あたりの年間の自殺者数で示されます。

現在のわが国の自殺率は人口一〇万人あたり約二四です。WHOの調査によると、世界の平均の自殺率は人口一〇万人あたり約一五であるので、まずそのあたりを目標値として、地道な自殺予防活動を進めていく必要があると考えています。

しかし、それでも、ある程度の数は自殺が起きてしまうという現実にも直面しなければなりません。私は自殺予防を比較的長期間にわたって取り上げてきたために、愛する人を自殺で失った方からこれまでも相談を受ける機会がたびたびありました。そして、遺された人々に対するこころのケアの必要性を強調してきました。しかし、私の主張はそれほど受け入れられなかったのも事実です。

英語では自殺予防はしばしば次の三段階の予防に分類されます。プリベンションョン（prevention：事前の予防対策）、インターベンション（intervention：介入）、ポストベンション（postvention：事後対応）です。プリベンションとは、自殺につながるような要因を取り除いたり、予防教育を実施することで、自殺が生じるのを前もって防ぐことです。インターベンションとは、今まさに起きつつある自殺行動に対して適切な対応を図ることによって自殺を防ぐことを指しています。ポストベンションとは、不幸にして自殺が起きてしまったときに、遺された人々に対して心のケアを実施し、その影響を可能な限り少なくすることを言います。

わが国でこれまでに実施されてきたことは、そのほとんどが医療を中心としたインターベンションであって、真の意味でのプリベンションやポストベンションはほとんど行われてこなかったというのが現実です。

本書が取り上げようとしているのは、このポストベンションについてです。

愛する人が病気で亡くなっても、遺された人々はその現実を受け止めるまでに、多くの時間がかかり、さまざまな悩みを抱えます。十分な看護ができ、徐々に死という現実を受け入れられたとしても、死は遺された人々に複雑な想いを残すものです。

まして、事故死となると、ある日突然、愛する人がこの世から姿を消してしまいます。病死以上に受け入れるのが難しい現実が遺族の前に立ちはだかります。しかし、まだ死をもたらした相手を非難するということもできるでしょう。

ところが、病死や事故死以上に、自殺は遺された人々に深い傷を及ぼします。自らの手で命を絶ったという事実は、さまざまなメッセージを強い絆のあった人々に伝えることになるからです。

病死や事故死以上に、自殺のために愛する人を失ったという現実は強烈な打撃をもたらします。自殺が起きた直後は大きな問題を抱えたようには見えない遺族もいるかもしれません。

しかし、この問題がひた隠しにされたまま放置されると、長期間経過した後に、不安障害、うつ病、ＰＴＳＤ（心的外傷後ストレス障害）といったこころの問題を呈して、精神科治療が必要になってくる人がいることもまた現実なのです。

そこで、本書では、ポストベンションを取り上げ、愛する人が自殺したために、遺された人々が呈する心理、死を受け入れていく過程、さまざまな問題への対応法などに焦点を当てていきます。これまでわが国でほとんど光を当てられることのなかったポストベンションについて少しでも理解が深まることになれば、幸いです。

なお、本書の中で紹介する症例や、患者さんが語った言葉はすべて私の経験に基づくものです。しかし、プライバシーを保護するために、あえて意図的に全面的に情報を変更している点を最初にお断りしておきます。（患者さん自身の了解を得たうえで、一字一句変えずに掲載するという手法もありますが、自殺というあまりにも悲劇的な出来事に関して、このような手法を取るのは、私は問題だと考えています。）

JCLS 88002-161

JCLS 88002-161

第1章　自殺、そして遺された人々

まず、本章では、人は自らの死をどのように受け入れていくのかという問題から考えていくことにしましょう。

次に、遺された人が抱える死別の問題を取り上げ、さらに、自殺が起きた後に生じるさまざまな複雑な感情にはどのようなものがあるのか考えていきます。

末期癌患者が死を受け入れていく過程

精神科医のエリザベス・キューブラー・ロスは、末期癌を告知された人が、迫りつつある死をどのように受け入れていくか解説しています。彼女は癌を告知された本人の心理的な変化について述べているのですが、強い絆のあった人の死に直面して、遺された人が受ける衝撃とも重なる点がありますので、簡単に触れておきます。

キューブラー・ロスによると、告知を受けた末期癌患者は、①否認、②怒り、③取引、④抑うつ、⑤受容の五段階を経ていくというのです。

まず、**「否認」**の段階です。末期癌を告知されても、事実を事実としてありのままにすぐに受け入れられる人はかならずしも多くはありません。「そんなはずはない」「何かの間違いだ」「こんな元気な私が癌だなんて」といったこころの動きがまず頭をもたげてきます。

癌の告知といった深刻な事態ばかりでなく、自分の身の上に起きたことをすぐに受け入れられないというのは日常的に生じます。

たとえば、かなり昔のことですが、私はオートバイに乗っていました。ある晩、大学での勤務を終えて、宿舎の駐車場にオートバイを置いて、自宅に戻ったのです。

さて、翌朝、出勤しようとして駐車場に行くと、オートバイがありません。最初に私の頭に浮かんだのは、

「昨日は大学にバイクを置いてきたかな」

「ここではなくて、どこか別の所に駐車したかな?」

といった考えでした。大切にしていたオートバイが盗まれてしまったという事実を認識するまでに十分間ほどかかったのをよく覚えています。

JCLS 88002-161

オートバイが戻ってこなくて、悔しい思いをしましたが、物はまた買うこともできます。末期癌の告知などとは比べようもないほどの些細な出来事です。それでも、このように、現実をそのまま受け入れずに、否認するというこころの動きが日常的にもしばしば起きているのです。

したがって、日常生活でのごく普通の出来事とははるかに異なる出来事が突然起きると、すぐにそれを受け入れられないというのは不思議ではありません。

次の**「怒り」**の段階も複雑な反応です。否認しようにも、現実は情け容赦ありません。

「何でこの私がこんな目にあわなければいけないんだ」

「これまで正直に人生を送ってきた私が癌でもうすぐ死ぬだって！　これでは神も仏もあったものではない」

「まだ幼い子供たちを残して死ねない。こんな馬鹿なことがあるか」

と、強い怒りが生じてきます。

しかし、怒りを向けようにもはっきりとした対象があるわけではありません。中には、これまで不摂生を続けてきたことや、定期健康診断を受けなかったことに対して自分自身に怒りをぶつける人もいます。あるいは、長期にわたる不況の中で過酷な労働を強いてきた会社のせいで病気になったと、怒りを向ける人もいます。

しかし、ほとんどの人はその怒りを、自分の力ではどうにもならない運命に向けているのも事実です。そして、その怒りはしばしば自分自身に向かって鋭い矢となって突き刺さってくるのです。怒りというのは一見すると、他者に向けられた感情のように思えますが、多くの場合、自分自身に対するやりようのない激しい感情であることがほとんどと言ってもよいのです。

さて、それに続く**「取引」**の段階でのこころの動きは、とくに信仰心の強い人に極端な形で現れる傾向があるようにも思えます。しかし、「溺れる物は藁をもつかむ」というように、日頃、あまり信心深い人ではなかったとしても、このような状況になって、人知を超えた神のような存在になんとかすがろうとすることはけっしてめずらしいわけではありません。

「癌を治してくれたら、私は何でもします。世の中に役に立つことを全力でします。これまでないがしろにしていた家族も大切にします」

「私にはまだしなければならない仕事が残っています。どうかそれだけはさせてください」

「子供たちが成人するまでは何とか命が永らえるようにしてもらえないでしょうか」

といった取引を始めます。取引というよりは必死の願いといってもよいかもしれません。

キューブラー・ロスの研究は米国で行われたものですから、キリスト教文化圏の影響が強く出ているのでしょう（キューブラー・ロス自身はユダヤ人ですが）。

わが国ではこれほど強く神との取引をするといったことはめずらしいかもしれません。必死になって医師に向かって、何とか回復する方法はないものかと求め続け、それさえかなわないとなると向けようのない怒りを医師にぶつける患者さんさえいます。

「**抑うつ**」の段階は、初期の反応のいくつかの段階を経た後に、死が避けられないものであると徐々に理解しながらも、それを完全に受け入れられない前の段階で出てくると、キューブラー・ロスは述べています。

この段階に至ると絶望感や無力感に打ちひしがれていきます。気分が沈み、この世の中で自分だけが取り残されてしまったような気さえしてくるのです。

もはや自分なしでも世の中がそのまま続いていくという事実にすっかり圧倒されてしまいます。まだ生きている自分であるのに、周囲の世界との絆さえ弱まってしまい、自分の居場所さえ感じられないと訴える患者さんもいます。

悲しみや怒りといった感情さえ率直に表現できなくなると感じる人もいます。迫りくる死を前にして、いっそのこと死を受身の姿勢で待つのではなく、自らの手で命を絶ってしまおうといった考えさえ浮かび上がってくるほどです。

何かをしなければいけないと感じていても、その気力も起きません。それでもすることがあるといって何かに手を着けようとしても、まったく能率も上がらず、いつまで経っても仕上がりません。また、決断力や集中力も極端に落ちてしまうことも自覚します。誰にも会いたくなくて、引きこもりがちになってしまう人もいます。

熟睡できなかったり、まだ病状自体はそれほど重くなっていないにもかかわらず、食欲がまったくなくなってしまったり、そもそも食事をする意味さえ死を前にした自分にはないように思えてしまうのです。

そして、**「受容」**の段階がやってきます。複雑なこころの動きを経た後にようやく迫りくる死と折り合いをつけ、受け入れる準備が徐々に固まってきます。

ある時期が来れば自分は確実にこの世から姿を消すという現実を正面から受け入れ始めるのです。怒りも抑うつもなく、自分が死に向かって一歩一歩確実に進んでいることと折り合いをつけて、死を静かに受け入れていくというのです。

キューブラー・ロスは、末期癌で予後が不良なことを告知された人というのは、このように、①否認→②怒り→③取引→④抑うつ→⑤受容という段階を経て、近い将来に迫りつつある死と折り合いをつけていくと述べています。ただし、死への過程がこれほど単純明解なものかどうかという点についてはさまざまな批判もあります。

私はフルブライト研究員として一九八七年から一九八八年までカリフォルニア大学ロサンゼルス校（UCLA）に留学していました。指導教官は、死生学で有名なエドウィン・シュナイドマン教授でした。

シュナイドマン教授は、キューブラー・ロスの考え方は、死の受容の過程をあまりにも単純化しすぎていると批判していました。自らの生命がけっして長くはもたないという厳粛な事実を知らされた人が皆、キューブラー・ロスの言うように単純な五段階を経て、死を受け入れていくはずはないというのが、シュナイドマン教授の主張でした。

危機に見舞われたとき、それに対する反応の仕方は個々人で異なってきます。ひどく動揺してしまう人、泰然と受け止める人、周囲の人々に意見を求めて最善の方法を探ろうとする人、どんなに困ってもすべてを独力で解決しようとする人と各人各様であるはずです。いくつかのパターンはあるかもしれませんが、人によって危機への対処の仕方はそれぞれ大きく異なっているのです。

自らの生命が決して長くはないという厳粛な事実は、ある人が一生の間に経験する最大の危機とも言えます。その最大の危機であっても、ある人が繰り返してきた、これまでに経験してきた危機に対するのと同様の反応をするはずだとシュナイドマンは反論していました。死を目前にしたからといって、これまでとは質的にきわめて異なる反応が出てくるほうがむしろ不自然だというのです。要するに、人は自分が生きてきたのと同じように、また、死も受け入れていくというのです。

ですから、キューブラー・ロスが言うように、死を前にした人が皆まったく同じような五段階を経ていくなどと考えること自体、人間の個性を無視した、あまりにも乱暴な意見だと言うのです。

私もシュナイドマン教授の意見に全面的に賛成です。キューブラー・ロスの理論はたしかに理解しやすいかもしれませんが、死を受け入れていく過程というのはそれほど単純ではありません。

癌であることがわかって、そして死が避けられないとの宣告を受けていても、当初からすでに自分でも覚悟していて、冷静にその事実を受け入れる人もいます。あるいは、否認や怒りや取引の段階をほとんど認めずに、最初から、重症のうつ病の症状を呈する人さえいます。私自身、精神科医として、このような事実を経験していると、あまりにも単純化して人の心理を理解しようというのは、その人の人生に対する侮辱のようにさえ思えてしまうのです。

ここでは、末期癌の告知といった極度の危機状況に置かれたときにまるで「感情の嵐」が襲ってきたような状態であることがわかっていただければ、それで十分なのです。

表面的には落ち着いているように振る舞っている人であっても、そのこころの中では実際には複雑な感情が渦巻いているかもしれません。むしろ、そのほうが自然な反応とすら言えるかもしれません。迫りくる死を受け入れるようになったと思われる人ですら、また何かのきっかけで、突然、怒りや抑うつが襲ってくることだってめずらしくありません。

症状がどのように出てきて、迫りくる死をどのように受け入れていくかは、一人一人の個性を十分に見きわめながら、理解していく必要があるのです。

死別反応

さて、関係の深かった人を失うという現実に直面しなければならない状況に置かれたとき、人はさまざまな反応を示します。それはごく一般的な反応から、重症の反応まであります。

死別反応について精神科医の平山正実先生が表1のようにまとめていますので、それをもとに説明していきましょう。

正常の死別反応

とても重要な関係にあった人を亡くすことは、もちろん悲しいことです。自然に涙を流したり、どうしてもっといろいろなことをしてあげられなかったのだろうといった後悔する気持ちも湧き上がってきます。し

表1　死別反応

	正常	重症
感情の表現	涙を流す、泣く、怒る	悲しみを表現できない 怒りや敵意を現さない
言語活動	活発（よく話す）	抑制（寡黙）
罪責感	死別対象に限られる	喪失対象以外に及ぶ
身体症状	ときに睡眠障害 性欲（±）	重篤な睡眠障害 持続的な性欲低下
夢	死別者の生き生きとした姿やファンタジー、イメージが現われる	自己破壊的な夢
自尊心	保たれている	保たれない、微小妄想に発展することがある

平山正実「死生学とは何か」より（日本評論社、1991）

かし、普通はそれを自分の胸のうちだけにしまってしまうのではなく、言葉に出して語り、悲しみやその他の複雑な感情を他の人々と分かち合うこともできます。

誰かが亡くなったことに対して、もっといろいろなことをしてあげればよかったと自分を責めることはあっても、自責感はある程度までとどまり、制限もなく自分を責め続けることはありません。

眠れない、食欲がわかないといった身体的な症状が出てきても不思議はありませんが、月日が経つとともにそれも徐々に和らいでいきます。

亡くなった人をごく自然に想い出し、夢の中にもその人が出てきます。自分自身を守るに足る、愛するに足る存在だという自尊心も保たれています。

絆の強かった人を亡くすという体験は、遺された人にはだれにでもこのような反応を起こすのです。こういった正常範囲の死別反応は、問題ではありません。問題がないというよりも、むしろ、死を受け入れていき、故人の思い出とともに生きていくために必要な過程ということもできるでしょう。死に直面したとき、誰もがこのような反応をごく自然に呈しているのです。

ところが、重症の死別反応になると、遺された人が自力で立ち直るのはかなり難しくなってしまい、専門家による助力が必要になってきます。

JCLS 88002-161

重症の死別反応

絆の強かった人が病気で亡くなったときにも、あるいは事故で亡くなったときにも、重症の死別反応が起きることがあります。

しかし、自殺が起きたときのほうが、はるかに遺された人に与える衝撃が強いのです。自殺は遺された人に衝撃的なメッセージを残します。それが重症の死別反応を引き起こす原因となっているのです。

具体的には次のような症状が出てきます。

愛する人の死を前にして、悲しみや他の複雑な感情がわきあがり、その気持ちを表現しようとするのがごく自然なのですが、そうすることが抑えられてしまうのです。複雑な感情を表現するのを自ら抑えてしまったり、あるいは表現することさえできなくなってしまいます。

「悲しみさえ感じられない」「涙も出ない」「感情が枯れ果ててしまった」といった状態になってしまうのです。口数も減り、人と会うのさえ避けてしまうために、悲しみを他の人々と分かち合うことができなくなってしまいます。

強い罪責感も伴います。「あの人が自殺してしまったのは、私の責任だ」という強烈な自責感が遺された人を襲ってきます。絆の強かった人の死に対して自責感を感じるばかりでなく、他のさまざまな不幸な事柄が起きたこともすべて自分の責任であるといったとらえ方さえし始めます。

頑固な不眠が出てくることもしばしばです。疲れ果てているので床に就こうとするのですが、体を横たえても、何日も眠れない夜が続いていきます。

寝ても覚めても亡き人を思い出してしまうというのがごく自然な反応かと思う人も多いでしょうが、実は不思議なことかもしれませんが、重症の死別反応になると、故人が夢に出てこないと訴える人がいるのです。

「目が覚めている間はいつも亡くなったあの人のことが頭から離れないのに、夢の中には全然出てきてくれないのです」と言う遺族によく出会います。

さらに、これは強い自責感が夢の中にも象徴的に現れていると考えてよいのでしょうが、自己破壊的な夢も重症の死別反応の症状の大きな特徴のひとつです。自分が死ぬ、殺される、自殺するといった夢を頻繁に見ます。

自分を守るに足る存在であるという確かな感じが薄れていき、微小妄想や罪業妄想まで起きてしまいかねません。自分など取るに足らない存在だ、取り返しのつかない大きな罪を犯してしまったと、事実をはるかに超えた、誤った確信を抱く遺族もいるのです。

ここまで説明してきますと、重症の死別反応というのは、うつ病、それもけっして軽症ではないうつ病の症状と非常によく似ていることが理解できるはずです。

もはやこの状態にまでなると、遺された人自身のこころのバランスまで崩されてしまっているのです。「時間がこころの傷を癒してくれるのを待つしかない」などといった状態ではありません。この段階では適切な精神科的な手当てが必要になっているのは明らかです。

自殺後の遺族の心理

すでに取り上げたのは、末期癌と診断されて、自分の人生に限りがあることを知った人の心理、そして、遺された人が経験する正常および重症の死別反応についてでした。さて、いよいよこの本の中心の話題に入っていくことにしましょう。

私は精神科医として、自殺予防の臨床や研究に関心を持ち続けてきたために、これまでにも、愛する人の自殺を経験した人の相談に乗ってきました。そして、一人だけの問題にしないで、同じような経験をした人々と自助グループを作ることを提案したことがあります。しかし、これまではほとんどの場合、自殺をまるで家族の恥のようにとらえて、どれほど悩んでいても、他人とこの問題を話し合うのをためらう傾向が強かったのです。

ところが、一九九〇年代の後半からこの傾向に少しずつ変化が見られ始めました。それにはいくつか理由があると思います。まず、あまりにも自殺が増えてしまい、これまでのように「臭い物に蓋」といった態度を取り続けることさえできなくなってきたという深刻な社会的状況があります。

また、あしなが育英会の自死遺児の皆さんが、自らの体験を発表し始めたことも、自殺について語ることに伴うタブーを打ち破ってくれた面があります。

詳しい説明は必要ないでしょうが、あしなが育英会はもともと交通事故で親を亡くした子供たちに奨学金を出すという活動を続けてきました。しかし、自殺者数が交通事故の犠牲者数を三倍も上回るという現状から、最近では、自殺で親を失った子供たちを支援する活動も進めているのです。単に、奨学金を出すだけではなく、遺児たちの親代わり、兄弟姉妹代わりとなってこころのケアもしています。

さて、一般的に、病死よりも事故死、事故死よりも自殺のほうが、遺された人々に強い衝撃をもたらすことは言うまでもありません。

このために、周囲の人々はかえって「あれほど大変な経験をしたのだから、落ち込んでも当然だ。何もこころの傷を癒すことなどできはしない。そっとしておいて、時間が経つのを待つしかない」などと考えがちです。自殺の後に、まったく何も起きなかったかのように振る舞い、腫れ物にでも触るように遺族に接するというのはよくあるパターンです。

たしかに、無神経な対応をするくらいならば、そっとしておくほうがどれほどよいかわかりません。しかし、「大変な思いをしたのだから、ふさぎこんでも仕方ない」というのは考え直す必要があります。

なお、遺された人というのは、まずは家族ですが、それ以外にも、友人、知人、恋人、同僚なども含まれます。

自殺が起きた直後には気丈に振る舞っているように見える人もたしかにいます。自殺が起きた後というのに、いつもとほとんど変わらずに生活しているように見えるかもしれません。しかし、それはあくまでも表面的にそう見えるだけであって、こころの中では複雑な感情が嵐のように渦巻いているのです。

自殺が起きた直後に必死になって頑張り続けている人もいます。しかし、このような人が次第にこころのバランスを崩してしまうことも稀ではないのです。

後に詳しく説明しますが、不安障害、うつ病、ＰＴＳＤ（心的外傷後ストレス障害）などにかかってしまい、本格的な精神科治療が必要になってくることさえあります。最悪の場合は、遺された人にも自殺の危険が高まることさえあるのです。

周囲が気を遣うばかりでなく、遺された人自身も誤解していることがあります。さまざまな複雑な感情に圧倒され、いくつもの症状が出てくることがあるのですが、「こんな症状が出てくるのは私も調子を崩している証拠ではないだろうか。ひょっとすると私も恐ろしい行動に出てしまうのではないか」と、人知れずしばしば悩んでいます。そして、こんなことを考えるのは自分だけで、他の人には自分のような症状が出ているはずはないと思いこんでいるのです。

したがって、自殺が起きた後に、遺された人がどのような心理状態に置かれるかという点をぜひ理解しておいてほしいのです。そして、それに対する適切な対応の仕方も理解してください。自分がそのような立場に置かれた場合、あるいは、よく知っている人が自殺といった衝撃的な出来事を経験した場合に、適切な対応ができるかどうかによって、その後の苦しみや悩みは大きく変わってきます。

自殺を予防することに最大の努力をはらうのが第一です。しかし、実際に年間三万件以上の自殺が起きているというのも現実なのです。不幸にして自殺が起きてしまった後に、遺された人に対して適切なケアをするというのは、自殺のリスクマネジメントの大切な一部分といえます。

さて、遺された人が経験する反応の強さは、自殺した人と関わりのあった期間やその関係の深さなどによってさまざまに異なってきます。知人、同級生、同僚も打撃を受けるのですが、自殺した人が家族、恋人、親友などであった場合の影響はさらに一層強くなってしまいます。

その反応は人によってさまざまに異なるのですが、これから説明していくような、まさに嵐のような感情が一挙に襲ってきます。どのような順序でこういった症状が出てくるのかは必ずしも一定ではありません。また、ある感情がおさまったとしても、後になって再び別の感情が頭をもたげてくるといったこともしばしば認められます。

『驚愕』

自殺が起きたと知らされて、「やはり」とか「そんなことが起きるのではないかと薄々感じていた」と思う人もいないわけではありませんがこれはむしろ少数派です。一般には自殺という現実を、すぐにそのまま受け入れられる人はほとんどいないのです。

「まさか」「本当にそんなことが・・・」「驚いて言葉を失った」というのが第一の反応として認められることがほとんどです。ひどく驚いて、どうしたらよいかわからないという感情に圧倒されてしまいます。

『茫然自失』

我を忘れてしまい、しばらくは何をしていたのかもわからなかった、と語る人もいます。

「自動車を運転していて、脇道から急に子供が飛び出してきて、とっさに急ブレーキを踏んで、ハンドルを切って、間一髪で避けることができた時の気持ちを想像してみてください。心臓が早鐘のように鳴って、その音が耳に響くほどです。心臓が口から飛び出してきそうな感じですね。そんな気持ちが一瞬ではなくて、永遠に続くような思いでした。頭の中は真っ白です。思考が完全に停止して、何を考えていたのかもよく覚えていないくらいでした」

『離人感』

周囲で起きていたことをよく覚えていない、現実の世界と自分はまったく無関係に生きているような感じを訴える人もいます。自分の周りに厚いベールがかかってしまい、世界と自分との間に大きな壁が立ちはだかってしまったと感じるのです。

夫が自殺し、遺体が収容されていた警察に奥さんが呼び出されました。後になってその日のことを思い出そうとしても、いつもとはすっかり異なる自分だったと、次のように回想していました。

「連絡を受けたときから、頭では何が起きたのかわかっていたはずです。それなのにいつもの私と違い、心ここにあらずという感じでした。

子どもたちのことを近所の奥さんに頼んで、警察署に駆けつけました。誰かが遺体を確認しなければならなかったのです。警察の方は兄弟にでも、代わりに確認してもらってはどうかと言ってくださいました。私にはショックが大きすぎると考えて、そう言ってくれたのだと思います。

でも、現実が受け入れられなかったんです。自分でどうしても確認しなければいけないのだと固く信じていました。遺体に対面したのですが、それは夫によく似た別人のように思えて仕方がなかったのです。

刑事さんから最近の夫の様子について、いろいろと質問されました。きちんと答えていたはずですが、なにを聞かれたのかあとで思い出そうとしても記憶がボンヤリしているのです。

JCLS 88002-161

親戚と相談しながら、お葬式の準備もしました。周囲からはとても気丈に振る舞っていたと言われます。ともかくきちんとお葬式を出さなければということばかり考えていたのです。なんだか機械仕掛けのように、自動的に動きまわっていたような感じでした。

他のことは何も考えられませんでした。ほとんどの対応は自分で片付けました。でも、後で振り返ってみると、記憶が抜けている部分がかなりあって、ところどころ思い出せないのです。きちんと覚えているところでも、まるで映画のスクリーンでも眺めているように、曇りガラス越しに周囲の世界を見ている感じでした」

『記憶の加工』

自殺が起きる直前に出会った時のその人についての記憶が加工されて、遺された人の心に強くとどめられるという現象もしばしば起きてきます。自殺という衝撃的な出来事が起きたということがきっかけになってある特定の記憶が非常に鮮明に残るのです。

最後に出会った場面で、亡き人が話した内容、表情、服装などについてありありと細かい点についていつまでも覚えていることもあります。その人に関する記憶ばかりでなく、周囲の情景まではっきりと記憶しているなどと語る人もいます。

また、ガス自殺した人を発見した人が、いつまでたってもガスの臭いが鼻に染みついているように感じたり、薬を多量にのんで自殺した人の吐瀉物の臭いが鼻から抜けないという訴えを私は聞いたことがあります。そんなはずはないとわかっていながら、亡き人が今にも職場にふと姿を現わすのではないかという想いに圧倒されることもあります。

瞬間的にその声を聞いたように感じる人さえもいます。それが幻聴ではなかったとしても、たとえば、テレビから流れてきたアナウンサーの声を、ふと亡き人の声に取り違えるなどというのはめずらしいことではないのです。

同僚が自殺した場合、他の同僚が夜間や休日に一人で職場に残って仕事するのが恐ろしくてならないという話もよく耳にします。その人のことを思い出してしまうばかりか、ありありとその存在すら感じて怖いというのです。その人が出てくるように感じて、ひとりで当直ができなくなったなどという話もよく耳にします。

自殺の第一発見者の場合、さらに体験は強烈で、その光景を忘れようとしても心から離れず、フラッシュバックのように突然蘇ったり、悪夢を見て飛び起きることさえあります。浴室で縊死した人を発見した人が、その後、数ヶ月間、一人で入浴できなくなり、自宅に戻る前に毎日、銭湯を利用していたなどという例もありました。また、入浴するにしても、脱衣場に家族にいてもらったり、シャワーだけを昼間のうちに済ませておくなどという人さえいました。

また、電話で会話をした直後に、相手が自殺してしまったという経験をした人がいました。ふたりはあまり仲がよくなく、最後の一言が死に追いやってしまったのではないかとその人は悩み続けていました。

さて、自殺が起きた後、かなり長期間にわたって、その人は電話を取ると故人の声が聞こえてくるのではないかと不安になり、電話が鳴っても受話器を取ることさえできなくなってしまったのです。かけてきた人の電話番号が表示されるサービスに加入し、電話番号が確認できるようになると、ようやく受話器を取れるようになりました。しかし、それでも深夜に電話が鳴ると、思わず、亡き人を連想して、強い不安に駆られてしまうのです。

『否認、歪曲』

自殺という過酷な現実をすぐには受け入れられずに、事実を拒否しようとするこころの動きも出てきます。たとえば、夫が自殺したという報せを受けた女性が次のように話していました。

「夫はごくありふれた姓名なので、同姓同名の別人に違いないという気持ちが最初に浮かびました。夫であるはずがないと思ったのです」

「自殺してしまったというのは、私の聞き間違いです。夫は自殺を図ったかもしれないけれど、今はどこかの病院できっと治療を受けているはずです。自殺なんかではありません。どこかで頑張っているはずです」

「自動車で出かけたので、交通事故に巻き込まれてしまったのです。自殺ではありません」

「つい数日前に夏休みの旅行の計画を話していたばかりなのに、そんな人が自殺なんてするはずがありません」

といった形で、あまりにも過酷な現実を歪曲しようとすることさえ起こっても不思議ではありません。あまりにも突然に、それも自らの手で死を選んだという現実を直ちに受け入れられる人のほうが少ないのです。


『自責』


強い絆のあった人が自ら死を選んだ直接の原因は自分にあるといって、ひどく自分自身を責める人も多いのです。

「あの時の私の一言が死に追いやった」

「もっと真剣に話を聞いていれば」

「サインを出していたのに、それを見落としてしまった」

「一緒に暮らしていながら、何もしてあげられなかった」

「私がいつも通りの時間に帰宅していれば、助かった」

「あの人は私に家にいてほしかったのです。仕事に出たりしなければよかった」

「疲れていたのはよくわかっていました。それなのにただ励ましただけでした」

といった感情に圧倒され、自殺を防ぐために何もできなかった自分を責めてしまいます。

なお、幼い子供が親の自殺を経験した場合、現実の全体像をとらえられずに、必要以上に自分と関連づけて悩むことがよくあります。子供も心理的な視野狭窄といった状態に陥って、悲劇のすべての責任をひとりだけで背負い込んでしまうのです。たとえば、

「僕が言うことを聞かなかったから、お母さんは死んでしまった。よい子にしていなかったから、自殺したんだ。僕がお母さんを自殺させてしまった」などと自分を責めることがあるのです。明らかに親に精神的な問題があり、自殺が生じた場合であっても、子供（人によっては、高校生くらいの年代まで）はしばしばこのような反応を示すことがあります。

なお、自殺に限らず、両親が離婚するといった場合でも、子供は同じような反応を示しがちです。親同士の問題から離婚することになったとは考えられずに、自分を責め、誰にも相談できずに、ひとり悩んでいることがよくあります。

また、兄弟とか姉妹が自殺して、親が嘆き悲しんでいる姿を見て、遺された子供が自分を責めることがあります。

「お父さんやお母さんは、お兄ちゃんが自殺したんで、あんなに悲しんでいる。お兄ちゃんのかわりに僕が死ねばよかったんだ。僕が生きているんでお父さんやお母さんは泣いている。心の中では僕

を怒っている」などと、とらえることさえあるのです。

ある米国の調査によると、子供が自殺した場合、両親の七〇パーセントが離婚しているそうです。夫婦間の問題が子供の自殺の遠因になった場合もあるのでしょうが、それまでは幸せに暮らしていたのに、子供の自殺が起きたことが、夫婦間の葛藤を強めた場合もあるでしょう。

また、配偶者が自殺すると、遺された人が配偶者の実家と絶縁状態になることがあります。たとえば、夫が自殺した例では、夫の親や兄弟は、妻が十分に面倒を見ていなかったから自殺が起きたのだといって非難し、妻は自分たちが大変な思いをしている時に夫の実家がこころの支えになってくれない、あまりにも非情だとの思いを募らせることがあるのです。その結果、両家の関係が一切断ち切れてしまうことさえめずらしくありません。

なお、自責感が次のような特殊な形で長年にわたって続くこともあります。ある二〇歳代の女性は、小学一年生の時に父親が自ら命を絶ちました。

その時、彼女はたまたま近所の友達の家で遊んでいて、皆と一緒にアイスクリームを食べていたそうです。暑い日で、アイスクリームが美味しくて、友達とはしゃぎながら、喜んで食べていました。そこへ母親が飛んできて、娘を自宅に連れ帰りました。

大人になってから、父親の自殺の意味を理解するようになると、父親が死の淵にまで追いつめられていた時に、自分は友達と一緒にアイスクリームを喜んで食べていたのだと、自分自身を責めるようになってしまったというのです。

これは単に偶然の一致に過ぎないのですが、彼女にとっては、父親が自ら命を絶とうとしていたまさにその時に、苦しみの一端もわからずに、ただ喜んでアイスクリームを食べていたということで、今も、自分を責め続けていたのです。

いずれにしても、家族の死、それも自殺は、家族全体の相互の関係を、突然に大きく変えてしまいかねない衝撃をもたらします。

なお、これも自責感と強く関連しますが、自殺が起きてしまった後に、ごく日常的なあたりまえのことさえ許されない、と感じる遺族がいます。

夫が自殺して間もないとき、遺された妻は虫歯がひどく痛みました。しかし、夫があれほど苦しんだ末、自殺してしまった直後なのに、自分が歯科受診することなど許されない、と考えたそうです。そして、必死になって痛みに耐えていたのです。

その女性は長い間、映画を観る、レストランで美味しい食事をする、旅行を楽しむといったことさえ、夫を自殺で失った自分には許されないことのように感じていました。

そんな人に私は言いたいのです。泣きなさい、笑いなさいと。喜怒哀楽の激しい感情が吹き出すことの方が自然なのです。むしろありのままの感情を抑えつけることの方が、後に問題を来しかねません。亡き人もあなたが自然な感情を表すことをきっと望んでいるはずなのです。

『抑うつ、不安』

この感情は、当然のことながら自責感とも密接に関連しています。時にはこの感情があまりにも強くなり、遺された人が、明らかな不安障害、うつ病、ＰＴＳＤといったこころの病を発病するまでに追い込まれることさえあります。

涙もろくなる、空ろな気持ちで何も手がつかない、亡き人を想い、後を追うことさえ考え始める、一人でいることに非常に強い不安感を覚えるといった症状です。

さて、家族の自殺を経験した場合、自分もいつか病的な状態になり、自殺を図るのではないかという不安を訴える人がいます。

次のような方の相談を受けたことがあります。その人には五人の兄弟姉妹がいました。そのうち三人が自殺していたのです。

兄や妹を亡くしたことが深い悲しみをもたらしたのはもちろんですが、その他にも強い不安が湧き上がってきました。自分も問題を抱えたら、解決の手段として、自殺を選択するのではないかという不安がいつも頭の片隅に残っていたのです。

自殺は遺伝ではないか、とすると、自分にもその危険が潜んでいるのではないか、ひょっとすると子どもたちまでもと恐ろしくなったそうです。

新聞やテレビで誰かの自殺が報道されるたびに、それが直接自分とは関係がないと頭の中では理解していても、言いようのない強い不安を覚えて仕方がなかったとも話してくれました。

このように、同じ家系に自殺が多発するという例は現実の問題としてあります。そして、これが遺伝的に説明できるのか、それとも学習の結果なのか、精神医学の分野でも論争に結論は出ていません。家族という強い絆のあった人の多くが自殺で命を失うという悲惨な体験をした人が、後に自分も問題を抱えたときに、解決方法として自殺という選択肢もあるのだと学習してしまった結果かもしれないのです。

私は相談を受けたときに、このように答えたのを覚えています。

「あなたがそのような不安を抱えてもけっして不思議ではありません。このように考えてみたらどうでしょうか。私には外科医の友人がいます。その人の叔父さん、お父さん、そしてお兄さんも胃癌で亡くなりました。そこで、友人は医学部を卒業するときに、外科を選んだのです。

その人は他の人に比べて癌になる確率は高いかもしれません。そして、その事実に最初から正面から向き合って、自分もそして兄弟も癌の健康診断を定期的に受けるように心がけています。

さて、あなたの場合ですが、お兄さんと妹さん二人を失ったことはとても大変なことでしたね。それが遺伝かどうかは今の段階でははっきりしていません。

しかし、大切なお兄さんや妹さんを失ったという影響があなたに残っていないはずがありません。

今は不安を抱えながらも、何とか頑張って生活していますね。

ですから、ご自分も死を思うほど追い詰められるようになってしまう前から、精神科医に相談を持ちかけておくということはとても役に立つと思います。

家系に胃癌が多いことに気づいた人が、定期的に健康診断を受けることと同じように考えてみてはいかがでしょうか」

なお、一般的には家族の自殺がもっとも影響力が強いのだが、非常に親しかった人が自殺した後に連鎖的に複数の自殺が起きることさえあることも指摘しておきます。とくに若い人の場合は、直接的な関係のないアイドル歌手やカリスマ的な俳優の死が後追い自殺を招くことさえあるのです。

『亡き人の姿を追い求める』

自殺した人の姿をしばしば追い求めるというのも、遺された人によく認められる反応です。

中年の男性が自ら命を絶ちました。それからかなりの月日が経つというのに、娘は都会の雑踏の中に父親と同世代の人の後ろ姿を見ると、ふと、父親ではないかとドキッとして、思わず足早に前に回り、父親でないことを確認しないと気が済まなかったといいます。

また、父親が運転していたのと同じ型の自動車が通りすぎると、運転していたのは父親ではなかったかと感じて、思わずその自動車を目で追ってしまうというのです。

JCLS 88002-161

誰もいない自宅でふと父親の気配をありありと感じて、声をかけてしまうことさえあるというのです。

父親がよく連れて行ってくれた喫茶店の前を通ると、今でもどうしても立ち寄ってしまいます。そして、当時の自分が飲んでいたオレンジジュースと父親が大好きだったキリマンジャロのコーヒーを注文しないわけにはいかないのだそうです。

もちろん、この女性は父親の死を頭では理解しているのですが、しばしばこのような感情に駆られていました。

『疑問』

さまざまな形で「なぜ」「どうして」自殺が起きてしまったのかという疑問が頭の中に渦巻くのですが、それはすでに答を与えてくれるはずのない亡き人に向けられることになります。死の直前の様子をよく知っている人たちに会いに行って、その時の様子をあれこれと尋ねていく遺族も少なくありません。この疑問を払おうとすればするほど、どんどん大きくなってしまうという悩みもよく聞きます。真実を知ろうと必死になるあまりに、訴訟を起す遺族さえいるほどです。

『怒り』

どうしようもない怒りが自殺した人に対して向けられることもけっしてめずらしくありません。「どうして、こんなことをしてくれたの。まるで私たちに対する当てつけではないですか」「お父さんは卑怯だ。僕らを捨てて、逃げ出したんだ。勇気がなくて、自殺したんだ」というような感情が遺された人に湧き上がることもあります。しかし、怒りをぶつけようにも、その相手はもはやこの世には存在しないのです。

さらに、怒りの感情というのは表面的には他者に向けられているように見えますが、実はそもそも自分に対する怒りからしばしば発しているのです。

そして、自殺した人に対してこのような怒りを抱いている自分自身に気づいた結果、遺された人が「私はなんて情け容赦のない、冷たい人間なんだ。だから、あの人は自殺してしまったんだ」などと感じて、再び自分自身を責めることにもなりかねません。

また、これほどつらい思いをしているにも関わらず、世界はまったく自分たちに降りかかった悲劇とは無関係に動いていると感じることもあります。そして、幸せそうにしている家族を見るだけでも強い怒りを感じたりします。激しい怒りの感情を十分にコントロールできなくなってしまうことも稀ではありません。さらに、そのよう感情を抱く自分をとても卑しく感じたり、あるいは強烈な疎外感を覚えることもしばしばです。

『他罰』

また、怒りが誰か他者に向けられる結果、他に責任を転嫁したり、犯人捜しを始める人もいます。自責感を和らげるために他に責任を求めようとするのはよく認められる防衛機制のひとつでもあるのです。

「病み上がりというのに、職場での負担が重過ぎることは主人も私も気づいていました。最近の主人の行動がいつもとははっきりと変わってきていたので、十分に気をつけてほしいと上司にも繰り返し伝えてありました。それなのに、何もしてくれなかったのです。自殺が起きたのは会社の責任です」

「妻が何度も自殺をほのめかしていたのを心配して、主治医に相談に行ったのに、少しも耳を傾けてくれませんでした。『あなたは心配しすぎる。それではかえって奥さんの不安をかきたててしまう』とまで言われてしまいました。ところが、私の不安が現実のものになってしまったのです。素人の目にもはっきりとわかっていたのに、専門家がわからないはずはないでしょう。先生は何も手を打ってくれませんでした。入院のほうが、自殺の恐れを強めてしまう、入院する必要などないとまで断言していました」

などと、すでに起きてしまった自殺の原因を他者に求めようとする気持ちも起きてきます。もちろん、これは十分に根拠のあるものから、まったくの責任転嫁までさまざまなものがあります。

『救済感』

救済感などというと一体何のことかと思うかもしれません。このようなこころの動きを想像するのは難しいかもしれませんが、自殺に対して、遺された人が一種の救済感を覚えることも現実にはあり得ます。

自殺が起きるのではないかと薄々感じていて、そして、その予感通り、やはり自殺が起きてしまったと実感する人もいます。もちろん、深い悲しみを感じていると同時に、これまでの長く辛かった日々を思い返して、これでようやく本人も自分たちも救われたと、どこか安堵感を覚えている人も現実には存在するのです。

しかし、このような救済感を覚えるあまりに、かえって自分を責めることにつながってしまいかねないのも事実です。

「息子は悩み続けてきたのです。大変なことばかり経験しました。自殺を図ったことも一度や二度ではありません。家族も振り回され続けてきました。できる限りのことはやってきました。私もストレスで胃潰瘍になってしまったくらいです。でも、これで本人もそして私たちも長年の悩みからようやく解放されたとホッとしています。

でも、そんな考えが湧きあがってくることが、息子に本当に申し訳ないのです。こんな気持ちを

JCLS 88002-161

息子も薄々感じていたからこそ、自殺してしまったのです。そこまで追い込んだのは私のせいです」と語った母親がいました。

『正当化、合理化』

あまりにも強烈な自責感を何とか和らげようとするために、一種の正当化や合理化といったことの動きが起きてくることもあります。そのうちの一部は、否認の機制と重なっています。

「翌日、顧客と会う約束をしていたのです。あの真面目な人が、お客様との約束を破るはずがありません。だから、自殺であるはずがないんです」

「発見されることを期待して、少し薬を余分にのんだだけです。絶対に誰かが帰ってきて、助けてくれると信じていたはずです。たまたま、その日は運悪く、家族の帰りが遅くなってしまって、結果として亡くなってしまっただけです。けっして自殺などではありません。ただの事故です。運が悪かったんです」

「重症のうつ病の患者の一部には自殺で亡くなる人もいるとどこかで読んだことがあります。内科で癌の患者が死ぬのと同じようなものではないでしょうか」

最後の最後まで、自殺の危険の高い人というのは、死ぬことによって苦しみを止めたいという気持ちと、何とかもう一度生きていきたいという気持ちの間を激しく揺れ動いているのですが、最後の行動に及ぶ前の行動の一部をとらえて、なんとか自殺を否認したり合理化したりすることは遺された人にはよく認められる反応のひとつなのです。

このような正当化、合理化を行って、自殺という事態に直面するのを必死になって避けようとする人もいます。

『原因の追及』

自殺の原因を追い求めようとして、友人、知人、同僚、（受診していた場合には）医師や看護師を訪ね歩いて、必死の思いで質問をしてまわる遺族もいます。時には、愛する人が自ら命を絶つ前に一体何が起きていたのか、ただそれだけを知りたいという想いから裁判が起こされることすらあります。

しかし、このように、自殺の意味や原因を探ろうとする遺族はむしろ少数派といってよいでしょう。今でも、わが国では自殺を恥ずべき行為と考え、その事実を必死になって覆い隠そうとする人のほうが圧倒的に多いのです。

『周囲からの非難』

陰口や噂が横行する残酷な世の中です。実際に陰で心ない噂をする人がたしかにいることも事実でしょう。

しかし、そのような噂がなかったとしても、周囲から次のような噂をされているのではないかと恐れおののいている人もいます。

「あの家では自殺した人がいる」

「自殺まで追い詰められる前に家族が何も気づかなかったはずがない。自殺が起きたのは家族の責任だ」

「奥さんが自殺したのは、御主人の浮気が原因だ。御主人は外で遊び歩いていたのに、奥さんはわずかな生活費しか渡されていなかったらしい。お金持ちなのに、みすぼらしい格好をしていた」

「お婆さんはいつも愚痴をこぼしていた。お嫁さんがお婆さんを殺したようなものだ」

「上司に管理能力がない。無理難題を吹っかけて、自分では何の責任も取ろうとしない。部下を自殺にまで追い詰めたのはあの人のせいだ」

実際にこのような情け容赦のない非難の言葉が陰でささやかれているのかもしれませんし、あるいは、そのような事実はなかったとしても本人自身がありありとそう感じている場合もあるでしょう。

『二次的トラウマ』

二次的トラウマとはあまり聞き慣れない言葉かもしれません。トラウマとは、普通の生活をしていては経験しないような強烈なこころの傷と考えてください。愛する人が自ら命を絶ったというそのことだけでもトラウマになります。

しかし、その打撃をさらに深めてしまう、二次的トラウマとも言うべき苦痛を遺された人々が負うことがあるのです。

たとえば、職務上、警察官は、病死か、事故死か、自殺か、他殺かを検証しなければなりません。自殺が起きた直後でこころの支えが必要な遺族に、事実を探るためとはいえ、容赦なく質問が投げかけられることが多々あります。愛する人を失ったばかりでこころの整理がまったくできていない時に、きわめて事務的に真実を明らかにしようとする質問が浴びせかけられるのです。

ある人は、うつ病の友人の相談に乗っていました。気分転換のために、ビルの屋上で話を聞いていたのです。しかし、突然、友人が目の前で屋上から飛び降りて自殺してしまいました。現場に駆けつけた警察官の質問は明らかに他殺を疑っていました。目の前で友人が自殺するという衝撃的な出来事を経験し、動揺している人が、殺人の疑いまでかけられてしまったのです。

また、周囲の人々が善意から遺族を慰めようとして言葉をかけます。それがこころの傷を癒すどころか、一層、傷口を広げてしまうことすら起きてしまいかねないのです。子供を自殺で亡くした母親に対して次のような言葉がどれほど強烈に響くか想像してみてください。

「あなたにはまだ三人の子供がいるじゃない。世間には子供のない夫婦がたくさんいるのだから、あとの子供を一生懸命育てるようにしなさい」

「そんなに悲しんでいたら、息子さんは成仏できないわ。まだあなたは若いのだから、もうひとり産むことだってできるじゃない」

あるいは、夫が自殺した女性に対して、

「いつまでもくよくよしないで、早く忘れてしまうことが、御主人に対する最大の供養ですよ。これでは御主人も浮かばれない」

「最近では、何度も結婚している人だっているのよ。嫌なことは一日も早く忘れて、誰かよい人を見つけて再婚しなさい。まだ再出発ができる歳でしょう」

こういった言葉が遺族に対してどれほど残酷に響くか想像してみてほしいのです。そして、このような言葉をかける人が自分ではまったくの善意から、相手を励まそうと考えて話しかけているだけに、かえって始末が悪いのです。相手の立場を真に考えずに、本人は善意の行為だと思い込んでいることほど、こころの傷をさらに広げてしまう結果になりかねません。

『隠蔽』

「自殺は家族の恥」と固く信じていて、事実をひた隠しにする人はいまだに少なくありません。また、周囲の人もあえてそれに触れないようにする傾向があります。

帰宅した小学生が、父親の自殺の第一発見者となった例がありました。玄関先で縊死した父親を、息子が見つけたのです。小学六年生であったので、何が起きたのかすぐに理解し、近くに住んでいる祖父に、助けを求めました。

さて、この小学生は、その後、強い不安、不眠、食欲不振などの症状が出てしまいました。赤ん坊返りをしてしまい、指しゃぶり、チック（激しく瞬きをする、首を振る）、おねしょ、夜、母親の蒲団にもぐりこむといった症状も出てきました。このように、本来ならば専門家の援助が必要なほどの状態になったのです。

しかし、この子が治療を受けるどころか、母親や祖父母から繰り返し言い聞かされたのは、「お父さんは心臓麻痺で死んだ」「病気で亡くなった」ということでした。他人には父親の真の死因を絶対に口外してはならないと言いつけられてしまったのです。

その家では、それ以来、自殺は無論のこと、父親の思い出さえも話題にすることがタブーになってしまいました。

また、子供が実際に親の自殺の事実を知らなかったとしても、なかなか率直に事実を語ることができないというのが遺族の本音のようです。不自然なまでに、親の死を隠そうとし、死について話題にするのを避けてしまう家族もめずらしくありません。必死になって、「心臓麻痺で亡くなった」とか「交通事故で亡くなった」と子供に言い聞かせます。

しかし、事実ではないだけに、子供から発せられるさまざまな質問に対して、遺された親は正直に答えることができません。そこで、自殺した親のことはすべて封印してしまい、一切、話題にできない雰囲気が家庭内を覆いつくしてしまいます。

いつかは子供に真実を語らなければならない、それをいつにするか、そしてどのように話すかは、遺された親にとって、もっとも難しい問題のひとつになってしまうのです。

『命日反応、記念日反応』

どうにか愛する人の自殺から立ち直ったように感じるようになってきたとしても、自殺が起きた日が近づいて来ると、また新たな悲しみが襲ってきます。

それ以外にも、特別な記念日（誕生日、結婚記念日）や、普通ならば家族が揃うことが慣例になっているような日（盆、正月、クリスマス）などもひどく辛く感じます。

亡き人が誰かにもよりますが、父の日、母の日、こどもの日といった故人に関連する特別な日が悲しみを新たにさせるのです。こういった現象は、命日反応とか、記念日反応と呼ばれています。

『救いの言葉』

そのような経験をした人が、もっとも慰められた言葉として次のように語ってくれました。
「長いこと会っていなかった友人が、主人が亡くなったことを聞きつけて、訪ねてきてくれました。そして、『あなたに何て言葉をかけたらよいかわからないわ』と言ってくれて、私の手を握ってしばらく一緒にいてくれたんです。それまで抑えていた感情が一挙に噴き出して、彼女の肩で泣いてしまいました。それがいちばんありがたい言葉でした」

遺された人に対して、このように細やかな心遣いができることはむしろ例外的かもしれません。どれほど親しい人であっても、今、目の前にいる人のこころの痛みを完全に理解できるわけではありません。たとえ適切な慰めの言葉が出てこなかったとしても、仕方ないでしょう。

むしろ、言葉に出して、励まそう、元気づけようとはあえてしないで、その苦しみを一緒にいてあげることで、少しでも和らげてあげようとしたこの友人の態度は適切なものであったと思います。

あしなが育英会と自死遺児

すでに、あしなが育英会の活動について少し触れました。この会は、もともと交通事故で親を失った子供たちへの奨学金を出す活動を長年にわたって続けてきました。そして、最近の自殺急増という社会的問題も正面からとらえて、自死遺児への物心両面の支援も始めています。（あしなが育英会では、「自殺」という言葉を使わず、「自死」を用いています。）

あしなが育英会のホームページからその趣旨を一部引用してみましょう。

事業の目的としては、保護者等が死亡し、または、著しい後遺障害のため働けなくなった家族の子ら（以下、遺児）で、教育費に困っている人に奨学金を貸与して、高等学校、大学等への進学援助をするとともに、遺児等への心のケアと教育指導を行い、暖かい心、広い視野、行動力、国際性を兼ね備え、人類社会に貢献する人材を育成することを目的とし、設立のいきさつは、「親を亡くした子供たちが、分け隔てなく勉強できるようにしたい」というものでした。遺児学生らの街頭募金などの「汗」と市民の暖かい「心」が結晶して生まれた民間の奨学団体です。

これが発展して、一九八三年には、「災害遺児育英運動」が始まり、一九八八年には「災害遺児奨学金制度」が発足しました。さらに病気遺児へと輪がひろがり、災害遺児と病気遺児の奨学団体「あしなが育英会」として一九九三年四月に活動が始まりました。阪神淡路大震災遺児に対するこころのケアが本格化した、一九九六年四月に会則を見直し、死因によって遺児を区別せず、全遺児を支援するとともに、遺族もケアの対象としました。

あしなが育英会では、親を自殺で失った後の複雑な心境を文集にまとめています。前項までに、自殺が起きた後に残された人が経験する複雑な感情について説明してきましたが、あしなが育英会の文集「もう後悔なんてしたくない」から、高校三年生の女子生徒の書いた作文を引用させてもらいます。どんな説明よりも、遺された人の複雑な心境が、ありありと表現されていると思うからです。

「優しくなれずに後悔」

忘れもしない小学校三年生の冬、その日はよく晴れていて午後から友達と遊ぶ約束をし、教室を後にした。それはごく普通の土曜日だった。家に帰ると、何やら小屋の方がさわがしい。好奇心おう盛な私は走って小屋に向かった。しかし、何やら様子がおかしい。小屋に入ろうとしたとき、「入るな！　家に戻っていなさい」。おばさんの声に少しおどろいた。しかし、私は見てしまった。ひもにくびをくくり天井からぶらさがっている母の姿を……。あまりのしょう撃だった。目の前が真っ白になった。もう何も考えられなかった。

その日の朝、ノイローゼ気味の母の態度に腹が立ってケンカして家を出た。あの時、私が母をもっといたわってあげていれば……。後悔だけが頭の中で渦巻いていた。私が母さんを殺したんだ。一生背負わなければならない「後悔」の二文字。自殺を考え続けた日々……。

私の家は農家だった。一年中休むことなく早朝から夜遅くまで畑仕事をしている。「だから農業なんか大っ嫌いなんだ」と父に言うと、とても悲しい顔をした。母は、祖母とも仲が悪く何度も妹をつれて家を出た時もあった。離婚を考えてた直後の出来事だった。農業のつらさ、子育てのこと、祖母のこと、母はたくさんのストレスでノイローゼになっていたのだ。

大好きだった母。たった一人の母。友達が「今日のお弁当なんだろう?」の一言がとてもうらやましかった。自分で作ったお弁当は大好物のものでもマズイ。普通に幸せにしているヤツを見ると腹が立ってしょうがなかった。だから私はイジメをした時もあった。まだ若い女の先生に母の愛を求めてわがままを言って困らせた時もあった。本当に大好きだった母。

祖母も七十歳を過ぎ、父も障害が悪化し、いつたおれてもおかしくない状況にある。こんな状況でも農家の重労働をして生きなければならない。低収入、重労働、精神の苦痛。

今度は後悔なんてしたくない。大好きな家族はもう失いたくない! しかし、生きていくことはこんなにつらいものかと思うと、悲しくてしょうがない。祖母は時々言う「こんなにもつらいものなら死んだほうがましだ」。とてもやるせない気持ちになる。もう二度と後悔なんかしたくない。

さて、この文を読んで、読者はどのような感想を抱かれたでしょうか? 私の冗長な解説などよりも、遺された人の苦しみがよほどありありと伝わってきたはずです。

単純に悲しいという想いだけではありません。文中には母親と祖母の不仲、離婚の危機、生活苦などから母親がノイローゼになっていたと書いてあります。このように母親自身にもさまざまな問題があったことが推測されます。

しかし、当時小学三年生だったこの女子生徒は、母親の自殺と自分自身を強く結びつけて考えています。「その日の朝の自分とのケンカが原因ではなかったのだろうか?」「あの時、私が母をもっといたわってあげていれば……」、こういった後悔と自責の念が十年近くたっても、彼女の心から去っていないのです。

大切な家族を自殺で失うということは、「時が経つことで乗り越えられる」ほど単純なものではないことがよくわかります。

幸せそうな友達を見ると、つらさが増して、憎らしく思い、わざと他の生徒をいじめたりした体験も書いています。また、母親の面影を、若い女教師に求めたりもしています。この作文を綴った女生徒は、今でも母親の自殺を十分に乗り越えられてはいないのではないかと私は心配してしまうほどです。母親の自死から十年近く経過しても、その激烈な影響が暗い影を残しているのではないでしょうか。

母親の自殺は、娘だけではなく、家族全体にも暗い影を落としていることもこの作文はありありと表現しています。「こんなにもつらいものなら死んだほうがましだ」という祖母のつぶやきは家族全体の気持ちを代弁しているかのようです。

JCLS 88002-161

家族ほど濃密な人間関係はありません。家族の誰かが自殺したために、遺された人もまた自殺の危険が高まることさえ起こり得るのです。家族の自殺を経験した人は、そうでない人に比べて、自殺率が三倍も高くなるという報告があるほどです。

「もう二度と後悔なんかしたくない」という最後の言葉は、周囲の人々に対する宣言であるとともに、自分に言い聞かせる言葉でもあり、また、同時に祈りのようにも響いてくるではありませんか。

遺された人が病的な状態に陥ることも

自殺が起きると、遺された人々は、複雑な感情に圧倒されます。これは、病死や事故死の場合よりもいっそう複雑で長期間にわたって影響を残す傾向があります。

自殺が起きた直後から深刻な問題を抱える場合もあれば、その時は何とか乗り切っても、かなりの年月が経った後に、複雑な問題が生じる場合もあります。

重い病気になって、その現実を本人も家族も受け入れ、十分に看病した末に、高齢で亡くなったとしても、愛する人が死亡したという事実を受け入れられるまでにはかなりの時間がかかります。ただし、このような場合には、家族や知人といった多くの人々が死の悲しみを分かち合うこともできるでしょうし、お互いに支え合うことも可能です。

しかし、強い絆のあった人が自らの手で命を絶った場合には、遺された人が死を受け入れるのにさらに長い時間がかかってしまいます。いや、長期間が経過しても、その死をなかなか受け入れられない場合も多いのです。

愛する人の自殺を経験し、複雑な心理的な反応を示したとしても、時間とともにそれを乗り越えていくことができる人もいるかもしれません。たしかに、時がこころの傷を癒してくれる場合もあるかもしれません。しかし、そのような幸運な人ばかりではないのです。精神科治療が必要なほどに病的な状態に追い詰められてしまう人さえ稀ではありません。

自殺直後はなんとか気丈に振る舞っていた遺族が、何年も経ってから、複雑な感情に悩まされることもあります。

ある一家は両親、娘、息子の四人で、仲よく暮らしていました。優しくて、近所の評判もよい、家族思いの娘。そして、成績優秀でスポーツ万能の息子でした。

娘は嫁ぎ、子供にも恵まれました。息子も大学を卒業し、一流企業に就職したばかりです。誰からも羨ましがられる一家でした。

しかし、突然、悲劇が襲ってきたのです。弟は就職してしばらくすると、海外勤務を命ぜられました。ある晩、弟から姉に国際電話がかかってきたのです。弟は以前もよく電話をかけてきたので、いつものことだと感じていました。ただし、いくら海外からとはいえ、気配りをする弟が時差について考えずに、深夜に電話をしてきたことが少々気がかりでした。

受話器から聞こえてくる声にいつもの弟の元気がありません。「仕事が一向に覚えられない。少ないスタッフで仕事量が多すぎて辛い。辞めたい」と弟は言葉少なに語ります。実際に話す言葉よりもため息や沈黙のほうが多いくらいでした。

後ろ向きな発言が多いことに多少ひっかかったのですが、翌朝早く出かけなければならなかったため、「仕事は苦労して覚えるもの」「もう少し頑張るように」と話して、受話器を置きました。

弟が自ら命を絶ったのはそれから数時間後のことでした。

彼女は弟の救いを求める叫びをなぜもっと真剣に受け止められなかったのかとの思いが頭に浮かび上がったものの、それを必死で抑えました。

息子を亡くして、嘆き悲しむ両親に代わり、葬式やそれ以後の法要もすべてを手配しました。弟が自殺した直後はともかく自分が頑張らなければ、家族がバラバラになってしまうと感じ、長女としての役割を必死になって果たしていたのです。

しかし、それから数年経つと、どうして弟を救えなかったのかという思いがますます強まっていきました。最後の電話は弟が発していた必死の救いを求めるサインだったのに、それを受け止められなかったことに強い後悔の念を覚えたのです。それだけではなく、ただ激励しただけの自分の言葉が、自殺の引き金になったのではないかとさえ自分を責めていました。弟があれほど苦しんで、電話をかけてきたのに、翌日の自分の予定ばかりに気を取られていた自分を責め続けたのです。

この人の例のように、自殺の直後に、当然、出てくるさまざまな感情を率直に表現する機会を得られずに、複雑な感情を無理やり抑えてしまうと、かなり後になって、重症の死別反応が生じることは稀ではありません。何年も経ってから、姿を変えて深刻な問題として現れてくるのです。

彼女は次のように考えて自分を責め続けました。

「弟が最後に電話をかけてきたときに、私はただ『頑張りなさい』と言っただけで、弟が自殺を考えていたなんて思いもよりませんでした。それが弟を死に追いやってしまったのです。助けを求めてきたのに、何もできませんでした。私が弟を殺したようなものです」

「弟が自殺した直後に、人並みに悲しいという想いと、それとは逆に不思議とあまり悲しくなかったというのも本心なのです。だって、いつも弟に向けられていた両親の愛情が、正直なところ、やっと自分のものになったと感じていたんです。この年になって、そんなことを考えていました。でも今はそんな自分の心がひどく卑しく思えてなりません」

この女性は弟の自殺直後は表面的には何の問題も呈さずに、むしろ両親のこころの支えにさえなっていました。ところが、日が経つに連れて、亡き弟の姿を思い出し、自殺を止めることができなかった自分を責める気持ちが強くなっていったのです。

病的な死別体験にとどまらず、明らかなうつ病の症状も呈していて、専門的な治療が必要でした。

JCLS 88002-161

そして、当然のことながら、単に抗うつ薬だけを処方していれば済むわけではありません。これまでの弟との関係、家族の中での両親との関係、弟の自殺に対する自分の反応などを取り上げて、粘り強く精神療法を続けていく必要があったのです。

遺された人の呈するさまざまなこころの問題

遺された人々がさまざまな心理的な問題を抱えても、周囲から支えられて徐々に自然に解決していくものから、専門的な精神科治療の対象になるほどに重症になってしまうものまであります。典型的には、不安障害、うつ病、ＰＴＳＤ（心的外傷後ストレス障害）などといったこころの病が問題になります。

しかし、このようなこころの病に対しては、幸いなことに、今では治療法も確立されています。早い段階で問題に気づいて、適切な治療を受けることが重要です。こころの病になったと心配し、一人で悩んでいても解決の方法は限られてしまいます。問題に早く気づいて専門的な治療を受けることが大切です。それでは簡単にこの種の問題を説明しておくことにしましょう。

不安障害（とくにパニック障害）

まず、不安障害です。不安障害の中にはさまざまなタイプがありますが、ここではパニック障害をあげておきましょう。この病気になると、突然、強い不安に見舞われます。はっきりとした原因がなくて突然起きることもありますが、疲労やストレスがたまっている状況で起きやすいことも事実です。

不安ばかりでなく、激しい動悸を感じ、心臓の鼓動が自分の耳に響いてくるほどです。空気が薄いように感じて、呼吸も荒くなります。全身に脂汗がにじみ、胸の痛みや吐き気も伴います。次第に、めまいや頭がクラクラする感じがしてきて、手足のしびれを覚えてきます。このまま死んでしまうのではないかというほどの恐怖感を伴い、心臓発作か脳血管障害にちがいないとの恐怖感に圧倒されます。これが典型的なパニック発作です。

救急車で病院に運ばれても、実際に病院に着く頃には、発作はおさまっていることがほとんどです。検査をしても異常は発見できないという結果になってしまいます。

異常はないと説明されても、またしばらくして突然、発作が襲ってきます。やはりどこかに大きな病気が隠れているのではないかと心配になり、次々に病院を替えていくのが通例です。身体の不調だと固く信じていて、こころの病だとは思いもよらないことがしばしばです。

最初のうちは、とても精神科を受診することなど考えられません。何度も救急病院に受診する人の中にはパニック障害にかかっている人も少なくありません。

さて、パニック発作そのものも本人にとって大変な苦痛を伴いますが、予期不安も社会生活を制限しかねません。

要するに、パニック発作自体はなんとかおさまったとしても、また同じような症状が出てきたらどうしようかという先取りした不安が行動を制限してしまうのです。

「あんなに苦しくて、そのうえ、周りの人に迷惑をかける発作が外出中に起きたらどうしよう」「そもそも、発作が起きた時に助けてくれる人がいない状況など考えるだけで恐ろしくて仕方がない」と言って、自宅に引きこもってしまう人もいるほどです。この予期不安は、発作そのものと同じくらいやっかいなものと言えるでしょう。

うつ病

大切な人を自殺で亡くしたために、遺された人が死別反応を呈することはすでに説明したようにけっしてめずらしくはありません。しかし、死別反応が重症になってしまうと、うつ病の診断に該当するような重症な状態になりかねないのです。

一般の方は、うつ病というと、気分や感情の面に現れる症状に主に関心が向かうようですが、それだけにはとどまりません。一口に言って、うつ病とは、気分・思考・身体のあらゆる面に症状が出てくるこころの病と考えてください。

うつ病の三大症状として、抑うつ気分、精神運動制止、不安焦燥感といった症状が出現します。さらに、自律神経症状を加えて四大症状と呼ぶこともあります。その主な症状として次のようなものがあります。

『抑うつ気分』

気分が沈み、涙もろくなる。自己に対する評価が極端に落ち、自信を失い、自分を責める。自殺した人をしばしば思い浮かべる。後悔ばかりして、絶望感が強まっていき、死さえも考えるようになります。

『精神運動制止』

思考力が減退し、通常ならば何の問題もなく片づけられるようなことでも非常に多くのエネルギーが必要になります。なかなか仕事に取りかかれない、仕事に取りかかっても時間ばかりかかって片づかない、注意が集中できない、人と会うのが億劫でならないといった訴えもよく耳にします。

また、それまでは興味をもっていた趣味に打ち込むことさえできなかったり、なかなか決断がくだせないと感ずる人もいます。

日常生活のなかでさえ私たちはいくつもの決断を迫られる場合があります。これは重要な決断ばかりではなく、ごく当たり前の選択である場合もあります。ところがうつ病になると、いつもならば容易にできていた決断を下すのさえ難しくなってしまうのです。

「Aと決めようとすると、Bのほうがよいのではないか」、また逆に「Bに決めようとすると、Aのほうがよいのではないか」という迷いが出て、ごく簡単な決断を下すのさえも多くのエネルギーを使い果して、くたびれきってしまうのです。

うつ病になってしまったある人はこの状態を指して、次のように表現していました。

「私は右足で一生懸命にアクセルを踏んでいるのに、左足でも同じくらいの力でブレーキを踏んでいるのです。エンジンの回転数は上がっているのに、一向に自動車が前に進んでくれない感じなのです」

この言葉は、精神運動制止の状態をとてもよく現しています。

『不安焦燥感』

落ち着かず、イライラしている状態です。ひどくなると、じっと座っていたり、横になっていることができず、部屋中をウロウロと歩き回ったり、髪をかきむしったりする様子で明らかになります。

何かの用事があって来たはずなのに、その用件を済ますのも待つことができずにまたどこかに行ってしまうといった態度からも、不安焦燥感の強い状態が見て取れます。

『自律神経症状』

うつ病に現れる身体症状といってもよいでしょう。そのなかでも、不眠はほとんどの例に現れてきます。また、食欲不振、その結果としての、体重減少もよく認められる症状です。

さらに、およそありとあらゆる身体症状が出てくる可能性があります。たとえば、頭が重い、頭が痛い、めまい、目がかすむ、耳鳴り、喉が痛む、喉が渇く、声がかすれる、動悸がする、息苦しい、腹が張る、便秘、下痢、関節が痛む、性欲減退、インポテンス、残尿感、頻尿感、微熱、疲れやすいなど、どのような症状が出てきても不思議はありません。

しかし、これがこころの病であるとはよもや頭の片隅をかすめることさえないことが圧倒的に多いのです。そこで、病院のいろいろな科を受診して、検査を繰り返すことになりますが、「異常はありません」と説明されてしまいます。しかし、身体的な異常がないということを確かめられたというだけであって、残念ながらこれがうつ病の診断にまで結びつくことは少ないのです。

もちろん、身体の異常があるかないかを検査してもらうことは大切です。しかし、さまざまな検査を繰り返されても、異常が見当らないのに、不調が長引くならば、うつ病ではないかと疑って、精神科受診を考えてみてください。とくに、小児や高齢者では、典型的なうつ病の症状が背後に隠れてしまって、身体的な症状が目立つ例がめずらしくないことに注意を払う必要があります。

『妄想』

さて、妄想というと統合失調症（以前は、精神分裂病と呼ばれていました）をすぐに思い浮かべるかもしれませんが、うつ病でも妄想が出てくる場合があり、このような病状にまで至るとかなり重症です。

妄想とは事実とは異なることを確信していて、事実を突き付けられてもその確信が揺るがない状態を指します。

まったく事実ではないのに次のような心配を頑固に訴えてくるのです。死別の後に出てくる、典型的な妄想としては、罪業妄想（例えば、「私ほど罪深い人間はない。皆に迷惑をかけている。あの人を殺してしまったのは私だ」）や微小妄想（「私は救いようのない人間だ。生きている価値もない」）が典型的です。

しかし、状況とはあまり関係のないような心気妄想（「私は癌になってしまった。あと数ヵ月の命だ」）や貧困妄想（「もう財産をすべて失ってしまった。生活ができない。」）が出てくる場合もあります。

表2にうつ病でよく現れる症状を挙げておきます。自分で感じる症状、周りから見てわかる症状、身体に出る症状に分けてあります。

PTSD（心的外傷後ストレス障害）

PTSDは通常の生活をしていては出会うことのない苛酷なストレス（トラウマ）を経験したことが発病のきっかけになります。ありふれたストレスが原因になって、症状が出てきた場合はPTSDとは言いません。たとえば、戦争や天災など生死にかかわる体験をしたような場合が典型的なトラウマと言えます。

表2　うつ病の症状

【自分で感じる症状】
憂うつ、気分が重い、気分が沈む、悲しい、イライラする、元気がない、集中力がない、好きなこともやりたくない、細かいことが気になる、大事なことを先送りにする、物事を悪いほうへ考える、決断が下せない、悪いことをしたように感じて自分を責める、死にたくなる、眠れない

【周りから見てわかる症状】
表情が暗い、涙もろい、反応が遅い、落ち着きがない、飲酒量が増える

【身体に出る症状】
食欲がない、便秘がち、身体がだるい、疲れやすい、性欲がない、頭痛、動悸、胃の不快感、めまい、喉が渇く

JCLS 88002-161

なお、トラウマを体験してから一ヶ月以上経っている場合に、ＰＴＳＤの診断がつき、一ヶ月以内の場合はＡＳＤ（急性ストレス障害）の診断がつきます。しかし、症状そのものには大差がありませんし、あまりにも専門的になりすぎますので、ここではＰＴＳＤの解説にとどめておきます。

ナチスのホロコーストを生き延びたユダヤ人の犠牲者、ベトナム戦争の帰還兵、阪神淡路大震災の被災者、地下鉄サリン事件の被害者の中にもＰＴＳＤが報告されています。愛する人を自殺で亡くしたこともＰＴＳＤが発病する原因になり得ます。

ＰＴＳＤの症状は、過剰なストレスにさらされて比較的早いうちから出ることもあれば、それこそ原因となるような過酷な体験をして長い年月を経た後に生じることもあります。

ＰＴＳＤは、再体験、回避と鈍麻、過覚醒といった主な症状からなります。

『再体験』

凄惨な場面が目の前にありありとよみがえってくる（フラッシュバック）ように感じたり、夜寝ていても、悪夢を見て飛び起きてしまい、全身にびっしょりと汗をかき、心臓が早鐘のように鳴り、息も荒くなったりします。

自殺の第一発見者が、その後、長期にわたって、日常生活の中で突然、その現場が目の前に現れてくるように感じて恐ろしくてならないなどといった体験もフラッシュバックといってよいでしょう。

『回避と鈍麻』

感情に抑制がかかってしまった状態も出てきます。まるで感情が枯れ果ててしまったといった状態です。感情を率直に表現することができずに、自分の周りがベールに包まれてしまったような感じを訴える人も少なくありません。トラウマとなった体験に似たような状況を意図的に避けるといった状況もよく出てきます。

『過覚醒』

回避や鈍麻とは正反対に、毎日の生活でも、不安が強く、気分も沈み、いつもビクビクと緊張している状態が続きます。些細な刺激でも、極端に強い反応を呈しがちです。たとえば、ドアが閉まる音で、飛び上がったりするほどです。ほんのわずかな刺激でも、強烈な不安感がしばしば湧きあがってきます。そういった刺激から、突然予想もつかないような攻撃的な行動をきたしてしまうことさえあります。

アルコールや他の薬物の乱用

わが国では、死別の問題として、この種の問題はあまり大きく取り上げられていません。しかし、

JCLS 88002-161

軽視できない問題ですので、取り上げておきましょう。

飲酒は社会的に許されている行為であるだけに、これほど広く乱用されている薬物もないのです。

また、何か問題を抱えたときに、すぐに精神科医に相談に行こうなどとはなかなか思いつきません。とくに自殺といった、今でもわが国ではタブーの強い事柄に関しては、知人や親戚にすらこころを打ち明けることが難しいのが現実でしょう。

そんな時に、つい酒に手が伸びてしまうことがあるのです。これまでの経験から、飲酒によって一時的には気分が晴れる、夜もよく眠れると思い込んでいる人は少なくありません。精神科医から抗うつ薬や抗不安薬をもらうなどということを思いもつかず、ついついアルコールに頼ってしまう人がいるのです。

しかし、これは危険です。たしかに、一時的には気分が晴れるかもしれません。ところが、アルコールは長期的には、依存性もあり、脳の働きを抑える作用もあるのです。また、アルコールの長期乱用によって、うつ病の症状を引き起こすことすらあります。

死別体験の辛さを紛らわせようとアルコールや他の薬物に頼ること自体、明らかな危険信号と考えてください。

遺された人がこのようにアルコールを乱用することは決して稀なことではありません。飲酒のために、対人関係の問題、身体的な問題、精神的な問題までが引き起こされるようになると、アルコール依存症の診断が該当してきます。

さて、アルコール依存症の診断にまで該当しないまでも、自殺の後に遺された人が、これまでとは異なるような飲酒パターンに及ぶようになったら、それは緊急な事態ととらえる必要があるのです。

アルコールに限らず、病院から処方されている薬や違法な薬物の乱用なども問題になってきますが、あまり詳しい点にまで触れるのは、本書の取り扱う範囲を超えてしまいますので、この程度にしておきましょう。

群発自殺

遺された人が不安障害、うつ病、ＰＴＳＤ、アルコールや他の薬物の乱用に陥る危険について触れてきましたが、もっとも深刻な事態では群発自殺が起きてしまうことすらあります。当然、このようなことが起きる前に手を打たなければなりません。（この現象について詳しく知りたい方は拙著『群発自殺』（中公新書）を参考にしてください。）

群発自殺というのは聞き慣れない言葉かもしれませんが、ある人の自殺が他の複数の自殺を引き起こす現象のことです。一般には、連鎖自殺とか後追い自殺などという言葉が用いられています。

群発自殺には、①ある人物の自殺がその後、複数の自殺を誘発する現象（連鎖自殺）、②複数の人々が同時に自殺する現象（集団自殺）、③特定の場所で自殺が多発する現象（自殺名所での自殺）などがあります。

厳密な意味で①を群発自殺と定義している人もいますが、現実には①から③が組み合わさって起きることもしばしばです。

さて、かならずしも自殺した人を個人的に知らなかったとしても、潜在的に自殺の危険が高かった人自身が強い影響を受けて、自分も自殺行動に及ぶということが起こり得るのです。

一九八六年四月にアイドル歌手の岡田有希子さんが自殺しました。若者に大変人気のあった歌手の自殺を、マスメディアはセンセーショナルに取り上げました。すると、歌手の後を追う人が相次ぎ、二週間以内に三十余名の若者が自ら命を絶ったのです。それも岡田さんと同じく高所から飛び降りるという手段をとった人がほとんどでした。この影響は続き、一九八六年には未成年者の自殺者数が、その前後の一九八五年や一九八七年と比べて約三割も増加してしまったのです。

なお、群発自殺のことを「ウェルテル効果」と呼ぶ社会学者もいます。十八世紀後半にヨハン・ヴォルフガング・フォン・ゲーテは「若きウェルテルの悩み」を発表しました。そのラストシーンで、この世での結ばれない愛を永遠のものとするために主人公が銃を用いて自殺しました。

この小説が発表されるとともに当時の社会に深刻な打撃を与えたのです。その直後から、ヨーロッパ各地で主人公ウェルテルの自殺を模倣した若者の自殺が相次いだからです。彼らはウェルテルと同じような服装をし、銃でもって自殺した者が大多数でした。

その結果、ヨーロッパでは「若きウェルテルの悩み」を発禁処分としたり、市場に出回っているすべての本を政府が回収した国も出たほどです。

群発自殺を長年にわたって研究してきた社会学者ディビッド・フィリップスは、この十八世紀末のヨーロッパでの出来事に基づいて、群発自殺を「ウェルテル効果」と名づけているほどです。

さて、群発自殺はなにも影響力の強い人物の自殺や、大評判になったフィクションの影響で起きるばかりではないのです。

最近の例では、二〇〇三年の春、インターネットで一緒に死ぬ人を募集して、複数の若者が自動車の中で炭や練炭をたき、一酸化炭素中毒で死亡するという件が相次ぎました。マスメディアはこれを「ネット自殺」として大々的に報道しましたが、それがまた他の自殺を呼ぶという悪影響が生じてしまいました。

大規模な群発自殺ですと、世間の注目を引き、マスメディアも大々的に報道するのですが、むしろ小さな地域にとどまっている群発自殺も稀な現象とはいえないのです。これほど自殺というのは遺された人々に対しても大きな影響を及ぼします。

私が個人的に相談を受けただけでも、学校、病院、職場などで起きた群発自殺の例があります。

ある人物の自殺が起きて、もっとも深刻な影響を受けるのは遺族であることはたしかです。しかし、一日の多くの時間を一緒に過ごしてきた同級生、同僚、同じ病院で治療を受けてきた他の患者さんたちに一挙に自殺の危険が迫るということもあるのです。

まとめ

日本では毎年三万人以上の人が自ら命を絶っています。そして、未遂者は少なく見積もっても、その一〇倍は存在すると推定されています。そして、既遂自殺や未遂自殺が一件起きると、少なく見積もっても、最低五人が深刻なこころの痛手を受けると考えられています。このように、自殺とは死にゆく三万人だけにとどまらない非常に深刻な問題なのです。

本章では、自殺が生じた後に、遺された人々の呈する複雑な心理状態を解説してきました。一般に、死別反応は、病死よりも事故死、事故死よりも自殺の場合に一層複雑になります。

自殺についてタブーの強いわが国では、時が経つことだけがこころの傷を癒してくれるといった態度が根強く残っています。しかし、適切なケアをしないと、自殺が起きた直後には気丈に振る舞っていた人の中にも、不安障害、うつ病、ＰＴＳＤなどといった深刻なこころの問題を抱える場合もあることを指摘しました。

自然の経過でおさまっていく反応や症状から、適切な精神科治療が必要なこころの病までありま す。最悪の場合は、遺された人の間にも自殺の危険が高まる可能性さえあるのです。

したがって、自殺が起きたときに、遺族に対するケアはもちろんのこと、他の人々（学校では同級生や同窓生、職場では同僚、病院では他の患者さんや医療スタッフ）に対して適切な対処をしていく必要があるのです。

JCLS 88002-161

第2章　個人に対する働きかけ

ポストベンションとは

病気の予防はしばしば、一次予防、二次予防、三次予防の三段階に分けられます。一次予防とは、さまざまな原因を取り除いてそもそも病気にならないようにすることです。二次予防とは、病気の早期発見、早期治療によって、病気からなるべく早い段階で立ち直るようにすることです。そして、三次予防とは、病気のために生じた障害を可能な限り少なくして、早期に社会復帰を目指す、いわばリハビリテーションを指しています。

さて、自殺予防に関しても、この病気の予防の概念が当てはめられますが、そのままでは使えません。なぜなら、「自殺＝病気」ではないからです。また、三次予防は、病気になってしまった後のリハビリテーションですが、自殺は一度起きてしまったら、取り返しがつかないので、その意味で三次予防はあり得ないのです。

そこで、自殺予防の場合は、プリベンション（prevention）、インターベンション（intervention）、ポストベンション（postvention）という言葉が英語圏ではよく使われています。

プリベンションは真の意味での自殺予防といってよいでしょう。そもそも自殺が起きる原因となるような事柄を少しでも減らして自殺を予防するように努力することを指しています。欧米などでは学校において自殺予防教育が盛んに行われていますが、これもプリベンションの一環と考えられます。

インターベンションは介入などとも訳されています。今まさに自殺が起きようとしている緊急事態に働きかけて、それを予防することです。たとえば、手首を切ってしまった、薬を多量にのんでしまって意識が曇っているといった状態の人に対して積極的に治療を行い、救命を図ることを指しています。

さて、ポストベンションをあえて日本語にすれば、事後対応になるでしょうか。和製英語ですが、自殺のアフタケアなどという言葉を使っている人もいます。要するに、不幸にして自殺が起きてしまったときに、遺された人に及ぼす影響を最小限度にするために、こころのケアを行うことを言います。

わが国の現状を見ると、自殺予防といっても、実際に行われていることはインターベンションが中心です。真の意味でのプリベンションやポストベンションはごく一部で試みられているに過ぎません。

全力を尽くして自殺予防の努力をしなければなりません。しかし、残念なことに毎年三万人以上もの人が自ら命を絶っているというのも厳然とした現実なのです。そこで、遺された人に対するこころのケアが必要になってきます。しかし、これまではこういった問題にほとんど関心が払われてこなかったのです。

個人に対する働きかけ

絆の強かった人が自殺したために、苦しい思いをしている人が個人的にどのような援助を受けることができるのか考えていきましょう。治療者側からの考え方をこれから説明していくことにします。

精神的に強い絆のあった人の自殺を経験した人は、さまざまな心理的な苦痛を味わうことになるのですが、適切な時期に、その感情を率直に表現する機会を与えられないと、深刻な問題が生じても不思議はありません。放置しておけば、遺された人にも自殺の危険が迫ることさえあり得るのです。

自殺が起きた直後から激しい反応を呈する人もいれば、しばらくは気丈に振る舞う人もいます。ところが、そのような人も何年も経ってから、明らかに病的な反応を示すことがあります。影響が出てくる時期がいつなのかはその人の性格や、亡くなった人との関係とも大きく関わってきます。時期はいつになるかはともかくとして、遺された人が非常に複雑な死別反応を呈することだけは確実です。

わが国では、自殺が起きると、遺された人をそっとしておくのが最大の思いやりだ、時が経つことだけがこころの傷を癒すのだといった考えが今でも根強く残っています。

自殺に対するタブーがあまりにも強すぎるために、遺された人々に対して手を差し伸べて、こころに浮かんだ感情をありのままに表現させることを避けてきたといってもよいでしょう。

そうこうするうちに、遺された人のこころの傷はますます広がっていくことになりかねないのです。適切な手を打っておけば、傷口が広がるのを防げたかもしれないのに、そうしなかったために、遺された人自身が、精神科治療が必要なほどの深刻な問題を抱えることさえ起きてしまいます。

強い絆のあった人の自殺を経験したということは自分ひとりの胸の奥にしまっておくにはあまりにも重すぎます。ところが、他人に相談するのはもとより、このような問題で精神科に受診しようと思いつく人はきわめて少ないというのが現状です。

愛する人を自殺で失い、極度の悩みを抱えていることを誰かに打ち明けたいと思うとき、もちろ

JCLS 88002-161

んその相手は、知人や親戚でも構いません。まず大事な点は、一人で胸にしまっておかないということなのです。たしかに、すぐに精神科医に相談に行くというのに抵抗感を覚えることも事実でしょう。

ただし、専門の知識や経験のない人に相談した場合、時に、善意からの言葉もかえって遺された人のこころの傷口を広げてしまいかねないという懸念があります。一般の人は相談を持ちかけられても、遺された人に適切に対応するにはどうしたらよいか、途方に暮れてしまいかねないのです。

そんな時に、精神科医ならば、中立的な立場で、遺された人の抱える悩みに正面から向き合うことができます。社会的な価値判断などを口にせずに、遺された人の言葉にじっと耳を傾けることもできます。また、死別反応をはるかに超えて、不安障害、うつ病、ＰＴＳＤといった診断に該当する場合は、それに対する積極的な治療をすることもできるのです。身体的な管理も可能です。

確かに次のような言葉が投げかけられることがあります。「先生にはこの気持ちは絶対にわかりませんよ」。精神科のドアを叩いておきながら、このような言葉を投げかける人もいます。おっしゃる通りです。私は家族を自殺で失った経験はありません。しかし、家族以上に、心の奥底からの叫びを訴えてきた患者さんを失うという経験をしたことはあります。そのような経験から何かできるかもしれないという気持ちで、話を聞くことは可能です。

さて、個人的に精神科に相談に行くことに関していくつかの点について考えてみましょう。

①どこに相談に行ったらよいか

精神科に受診するといってもどこに相談したらよいかわからないというのが現実の問題として持ち上がってきます。

なにも大病院だけがよいとは限りません。自宅近くの小さなクリニックでも、十分に話を聞いてくれる所なら、むしろ、そのほうがよい場合もあります。

というのも、大病院ほど、医師の交代が頻繁で、同じ精神科医にじっくりと診てもらうということが難しいからです。大病院や有名な病院ほど、患者さんの数が多すぎて、ひとりの患者さんに使える時間が限られてしまうという実際的な問題も生じてきます。

さて、どうしてもどこに受診したらよいかわからないといったこともあるでしょう。その場合には、各都道府県にかならず設置されている精神保健福祉センターに連絡してみましょう。地域の精神科医療機関の情報を持っていますので、問題を扱うのに適切な医療機関を紹介してもらうことができます。

②死別反応を扱えるところに受診を

今では全国各地に多くの精神科専門の医療機関があって、うつ病、統合失調症、痴呆といったこころの病の治療については、医療機関による差はそれほどありません。

しかし、死別の問題に対するケアとなると、十分な知識や経験がある精神科医は、残念ながらけっして多くはないのが現状です。

電話口で口論した直後に姑が自殺してしまったという女性がある時、私に紹介されてきました。その出来事から一年近く経つというのに、電話が鳴ると、ドキッとします。受話器を取ると、姑の声が聞こえてくるような気がしてならないというのです。その人は重症の死別反応を呈していたのですが、前医の紹介状には、境界性人格障害とありました。

このような例はけっしてめずらしくありません。自殺の後に遺された人のケアをするといった経験を積んでいる精神科医はまだわが国では限られているからです。

死別の問題について十分に知識や経験のない精神科医のもとを受診すると、こころの傷がさらに深まってしまいかねないのです。極端な場合には、第1章で説明したような「二次的トラウマ」を負ってしまうことすら起きかねないのです。

③重症のこころの病気にかかっていないか?

精神科医は、社会や自分の価値判断を交えずに、中立的な立場で一生懸命に患者さんの話を聞いていきます。それと同時に、精神医学的なスクリーニングもしていきます。

要するに、受診してきた方が、正常範囲の死別反応にとどまっているのか、それともすぐに治療が必要なほど重症のこころの病（不安障害、うつ病、ＰＴＳＤなど）にかかってはいないかをチェックしていきます。

そういった病気がある場合には、並行してその治療も実施していきます。必要に応じて、適切な薬物療法も行って、こころの痛みを少しでも和らげることが可能です。

心と身体は密接に結びついているために、心の変調が身体の不調を引き起こすことさえあります。もともと弱かった体のある部分が、深刻な悩みのために、不調をきたすということはめずらしくはありません。そのような場合には、身体面での検査を行うことも当然進めていくのです。

④最も重要なのは傾聴

さて、遺された人に対する治療の柱は何と言っても、感情の嵐とも言うべき複雑なこころの痛みを真正面から受け止めることなのです。遺された人は複雑な感情に圧倒されていて、混乱しきっています。それでも誰かにその気持ちを聞いてもらいたい、受け止めてもらいたいと必死の思いでいるのです。

そんな時に、もっとも必要とされることは何の価値判断も下さずに、じっとその言葉に耳を傾けることなのです。批判をしようとしたり、性急な助言は禁物です。共感に満ちた態度で、愛する人を自殺で亡くした人の率直な気持ちを正面から受け止めていくことが、最大の柱になっていきます。

当然のことながら慌しい診察室でそのように話をうかがうことは難しいのです。静かな診察室で十分な時間をとったうえで、遺された人の言葉を真剣に受け止められるような雰囲気が必要です。

⑤すべてを一時に話す必要はない

そして、こころの傷をいつ話すのがよいのか、それに対しても適切な時期があります。十分にこころの準備ができて、そしてそれを話すのにもっとも適切な時期があるのです。

遺された人がようやく決心をして、精神科に受診してきます。堰を切ったように、すべての感情を一時にぶつけてくる人は稀ではありません。その気持ちも大変よくわかります。まず精神科医は口を挟まずに傾聴します。徐々に遺された人は落ち着きを取り戻してきます。

しかし、初回の面接だけですべてを話しつくす必要は何もないのです。また、「これはまだ話せない」と思う内容もあるでしょう。そのことについては、こころの準備ができた時に話してくだされぱよいのです。

性急にすべての感情を表現してしまおうとするあまりにかえって心理的な混乱を深めてしまうことすらあります。一度の面接でどの程度まで話したらよいか経験豊富な精神科医は十分に理解していますので、その指示に従ってください。

遺された人の気持ちを聞くために定期的に時間をとってあるのです。一回限りの話し合いではありません。毎回時間をかけて話を聞いていく準備が精神科医にはできています。

⑥複雑な反応があって当然

第1章ですでに説明したように、遺された人には非常に複雑な感情や反応が出てくるのが一般的です。もしも、何の感情も湧きあがってこないとしたら、それ自体が大きな問題が存在することを示している可能性があります。

悲しみばかりではありません。時には怒りを覚えることさえあります。また、一種の救済感さえ自覚して、自分の反応に当惑している人がいます。さらにそのような感情を抱いていることで、自分自身を責めている人さえ少なくありません。

長年精神科医をしていると実に不思議なことに気づきます。絆の深かった人の死を経験したときに「悲しみ」だけを覚えるのが当然と思っている人が圧倒的に多いのです。そして、悲しみ以外にもさまざまな感情が湧き上がっていることに対して、自分を責めてしまうのです。

しかし、自殺といった危機的な状況を経験した直後には、むしろさまざまな複雑な感情が一挙に湧き上がることのほうが一般的なのですから、そのままそういった感情を受け止めていくように徐々に働きかけていくのです。

JCLS 88002-161

⑦覚えておいてあげるのが供養

「早く悲しみを乗り越えなければ」

「いつまでも嘆いていてはあの人が浮かばれない」

といった言葉が遺された人からしばしば発せられます。

　そのような時に、

「亡き人との関係が強いからこそ、いつまで経っても忘れられないのです。あえて忘れようと必死になるのではなくて、忘れないでいてあげることが、覚えておいてあげることが、供養になっていると考えてはどうですか」

などと私はよく語りかけます。

　いつまでも嘆いていては故人も成仏できないなどと悩んでいる人が実に多いのです。しかし、絆が強かったからこそ、忘れられなかったり、悲しい想いをしているのではないでしょうか。もともと関係が薄くて、その存在すら忘れていたような人が亡くなったとしても、それほど嘆き悲しむはずはありません。悲しみが強いということは、亡き人との関係がそれほど強いということをまさに象徴しているのです。

　そのようなありのままの感情を否定するのではなく、受け入れるように働きかけていきます。

⑧起こり得る反応について説明する

さまざまな複雑で強烈な感情に圧倒されているのですが、遺された人はしばしば「これは自分にだけ起きている不思議な症状に違いない。ひょっとすると私もこころのバランスを崩して、恐ろしい行動に出てしまうのではないか」と、強い不安に襲われていることがあります。

そこで、専門家の立場から、大切な人を自殺で失った直後に起こり得る反応についてきちんと説明しておくというのも重要な仕事になります。そして、そのときの対応の仕方についても説明しておくのです。

得てして、自分なりのあまり賢明でない方法で対処しようとすることがあります。たとえば、アルコールの力を借りて不安を取り除こうとしたり、睡眠を保とうとしたりする人がいます。しかし、これではかえって悪影響をもたらしてしまいます。十分な睡眠、適切な食事、周囲との会話、適度な運動などの基本的なストレス対処が必要になってきます。

こうしておくことによって、遺された人自身が気づいていなかったけれども、明らかに治療が必要な症状を拾い上げることもできるのです。

⑨危機は何度も襲ってくる

死別の苦しみから立ち直るのは、けっして平坦な過程ではありません。一挙に回復に向かっていくのが理想的ですが、むしろ、山あり、谷ありといった感じです。危機的な状況がその後も何度か繰り返し襲ってくるといってもよいでしょう。

どうにか立ち直ったように感じるようになっても、自殺が起きた日が再びやって来ると、また新たな悲しみが襲ってきます。すでに説明しましたが、命日反応とか記念日反応などといった状態が起きるのです。

誕生日、結婚記念日、盆、正月、クリスマス、父の日、母の日、こどもの日といった亡き人に関連する特別な日や家族が揃って過した日がめぐって来ると、悲しみが新たになることはごく自然な反応でもあります。

自殺から何年も経っているのに、皆が一緒に行った思い出の土地を訪れることができないなどという人さえいます。

亡くなった夫の遺品をなかなか整理できなかった人がようやく決意して、夫の洋服を片づけようとしました。しかし、何年も前に二人で出かけた映画の半券が出てきたとたんに、悲しみが吹き上がってきたといった例もあります。

周囲の人にしてみれば、ほんの些細なきっかけに見えるかもしれません。しかし、遺された人にとっては、亡き人との思い出が凝集された出来事であるのです。

⑩サポート体制を築く

こころの痛手に悩んでいる遺された人を支えていくのが、医療者だけではけっして十分ではありません。受診してきた以外の時間にその人を支えていくことができるのは誰かを見きわめていく必要もあります。

要するに、遺された人にとってのキーパーソンは誰かということです。家族、親戚、近所の人など、その人のことを支えてくれる人が誰かを見きわめておき、協力を得られるような体制を作っておくことも大事です。後の章で取り上げますが、自助グループや電話相談などもこのサポート体制の重要な一環となってくるでしょう。

こころの危機というのは、孤立した状況で襲ってくる傾向があります。遺された人を支える人の輪が多いほどよいのです。本当に困り果てたときに、誰に相談するのか、相談に来た人と話し合っておくこともします。

⑪家族を支える

精神科医の役割は、受診してきた本人を支えるだけでは十分ではありません。繰り返し説明してきたように、自殺が起きると複数の人が精神的に深刻な打撃を受ける可能性があるのです。

たとえば、中年の男性が自殺して、その妻が精神科に相談に来たとします。その場合には、本人

JCLS 88002-161

を支えていくだけでは済まないことが多いのです。父親の自殺はしばしば子供たちにも影響を及ぼします。

小学生が朝になると、腹痛で学校に行けなくなってしまう。中学生が摂食障害になったり、非行に走るなどと、さまざまな問題が出てくることがあるのです。

夫の自殺で精神的な破綻の寸前まで追い込まれている女性は、子供たちの行動の変化にどのように対応したらよいか途方に暮れてしまっています。このように、精神科に相談にこられた本人だけでなく、他の家族に対するケアも必要に応じて、行います。

なお、こういった深刻な問題が実際に起きていなくても、子供への対応をどのようにしたらよいか、遺された人が困り果てていることがあります。

たとえば、親が自殺したという事実を子供に知らせていない場合に、いつ、どのような形で知らせるべきかといった問題も出てきますので、その都度、相談に乗っていくようにします。

⑫現実的な問題も扱う

愛する人を失った悲しみばかりでなく、現実の問題も持ち上がってきます。とくに一家の大黒柱を亡くした場合には、葬儀の手配、生命保険の手続き、財産の管理などといった現実の問題も持ち上がってくるのです。

これまで経済的なことはすべて夫に任せていた女性が、夫を突然亡くして、貯金通帳がどこにあるのかさえわからなかったというようなこともめずらしくないのです。手元には小遣い程度の金銭しかなく、当面の生活にすら事欠いたということです。

悲しみに打ちひしがれていることさえ許されず、すぐに現実の生活に立ち向かっていかなければならなくなります。

このような時に⑩で挙げたように、親戚や知人からのサポートが重要になってきます。ところが、都市生活者が増えて、他人の生活には立ち入らないことを美風とする最近の風潮の中で、直ちにサポートを得られないという現実はけっしてめずらしくはないのです。

もちろん、素人の善意からの助言だけでは十分ではない場合もあります。そのような時には、税理士や弁護士といった専門家に助言を求める必要も出てきます。

また、経済的な問題ばかりでなく、信仰上の問題が生じてくることもあるでしょう。遺された人がこれまでも信仰心が篤くて、信頼する住職や牧師がいるといった場合は、大きな力になってくれるはずです。聖職者のほうが、精神科医よりも遺された人の必要性を満たしてくれる場合さえあります。

ただし、気をつけなくてはならないことを一言触れておきましょう。ある家庭で誰かが亡くなった、それも自らの手で命を絶ったというと、どこからか聞きつけて、必ずといってよいほど、何ら

JCLS 88002-161

かの宗教団体が連絡してきます。必ずしも善意からばかりでなく、信者の獲得とか寄付金集めが主な目的である場合も少なくありません。

溺れる者は藁をも掴むといった状況で、弱味に付け込むようなことをする団体があることも現実です。遺された人のこころの支えになるどころか、不安をかきたててしまうことさえあるのです。

「あなたの家には先祖の祟りがある。だからこんなことが起きた。このまま放置しておくと、不幸が子供たちにまで及ぶ。それをお払いしなければならない」などと言って、入信を勧誘してきたりするという話をしばしば聞きます。これに対しては周囲の人がきちんと守ってあげなければなりません。

⑬精神医学的な説明を戻す

遺された人はなぜ自殺が起きてしまったのか必死の思いで探りたいと考えていることが多いのです。

「私がもっと早く気がついてあげていたらよかったのでしょうか？」

「仕事などしないで、家庭にとどまっていたらよかったのでしょうか？」

と、自分を責め続けている人もいます。あるいは、

「主人が受けていた治療は間違っていたのではないでしょうか？」

「過酷な労働条件が死に追いやったのではないでしょうか？」

と、担当医や会社に対する不信感をあらわにしてくる方もいます。

すぐに答を戻すのではありません。十分に話をうかがった上で、自殺が起きた背景について精神科医がある程度理解できたと確信できたならば、それを遺された人に説明することがあります。もちろん、その説明が遺された人が立ち直るうえで何らかの役に立つと判断される時まで待ってから、説明します。

遺された人はある一方向からとらえた自殺の原因にしばしば拘泥していることがあります。自殺の原因をただ一つの出来事で説明しようとすることもよくある態度です。自殺のきっかけになった出来事をあまりにも大きく取り上げている場合もあります。

自殺が起きる過程には、準備状態と直接の契機が複雑に関係してきます。ごく一般的には、長期にわたってさまざまな問題が積み重なっていき、自殺に至る準備状態が出来上がっていきます。そして、直接の契機は、専門的な知識のない人の目には自殺の唯一の原因に見えるかもしれませんが、それは自殺の引き金にしか過ぎないことも多いのです。

準備状態が長期にわたり深刻なものであればあるほど、直接の契機が些細なものであっても、自殺が起きてしまいます。あるいは、非常に深刻な出来事が直接の契機になって、準備状態がほとんど見当たらない場合もあるのです。

表面的にはひとつだけの原因が自殺を引き起こしているように見えたとしても、実はその背後に、精神疾患、問題を抱えたときに解決の幅の狭い性格傾向、不十分なサポート、衝動性のコントロールの悪さと言ったさまざまな問題が潜んでいて、複雑に関連しあっているのです。

そこで、「精神医学的にはこう考えることができます」と説明することによって、遺された人が混乱していた考えを少しずつ整理していくのに役立つことがあります。遺された人が十分に理解できる言葉で、そして、それを受け入れることができる時期に精神医学的な解説を戻すことに私はしています。

⑭こころの整理

私はあえて遺された人がこころの整理をするのを急かすことはしません。むしろ、本人の側から自然な形でそのような気持ちが湧き上がってくるのを十分な時間をかけて待ちます。けっして、短期間にそのような気持ちになれる人ばかりではないことを承知しているからです。

よく見ていると、何らかの形で表現の手段を持っている人は死別の悲しみを少しずつ整理していくことが円滑にできるような印象を私は抱いています。たとえば、最愛の息子を自殺で失った母親は、息子の思い出をまとめた本を自費出版することで、いつまでもその記憶をとどめようとしました。

また、別の母親は亡き息子に宛てた手紙を書いてくるように、住職に言われたそうです。すると、仏壇にその手紙を置いて、住職が一緒にお経をあげてくれました。ともに祈ることで、この手紙をあの世の息子さんに送り届けようという気持ちから思い立った行為のようです。葬式仏教などと非難されることが多いのですが、このように死別の過程にきちんと向き合ってくれる住職がいらっしゃることに私は大変救われる思いがしました。

文章としてまとめる以外にも、楽器を演奏する、絵を描くなどといった自己表現の手段を持っている方は、自然な形で死別の悲しみを乗り越える方法をすでに手にしているように私は感じています。

夫を亡くした人に対するケアの心理療法の一例

次に、遺された人に対するケアの実例をみていきましょう。

この方は自殺が起きた直後ではなく、十五年後に初めて精神科に相談に来ました。これほど長い年月が経っていてもまだこころの整理ができていなかったという意味では典型例であったともいえます。（なお、プライバシーの保護のために本人とわかるような情報については意識的に変えてあります。その意味では実在する人物ではなく、典型的な数例をもとに、ひとつの症例として再構成し

JCLS 88002-161

たと考えていただいてもよいでしょう。）

初めての受診

Aさんは五十二歳でした。十五年前に夫が自ら命を絶ちましたが、今でもその死を完全に受け入れられないというのです。

よほどの決意で外来を受診してきたのでしょう。初めて来院された日にはほとんど話もできずに、必死になって涙をこらえている様子が印象的でした。

ポツリ、ポツリと話すだけで、全容はなかなかとらえられません。しかし、今でもとても苦しい思いをしているということだけはひしひしと伝わってきました。そして、瞬く間に一時間が過ぎてしまいました。

そこで私は次のように話しかけました。

「今日だけですべてを語る必要はありません。あなたが十五年間苦しい思いをしてきたのをたった一度だけで私が理解することも不可能です。これから時間をかけてお話を聞いていくことにしましょう。今日はよく受診してくださいました。これから定期的に来院することに抵抗はありませんか？」

Aさんは私の問いかけに同意してくれて、週に一度、外来に受診することになりました。こうして治療が始まったのです。

受診を重ねるごとに、徐々に、緊張感が和らいでいき、これまでの十五年間を振り返っていきました。

Aさんの半生

何回か面接を重ねていくと、私にもAさんがたどってきた半生がおぼろげながら浮かび上がってきました。

少女時代のAさんは画家になるのが夢でした。しかし、念願の美大に合格したものの、周囲の学生の才能に圧倒されて、すっかり自信を失ってしまいました。これまではキャンバスに向かっているだけで楽しくてならなかったのに、一時はすっかり絵に対する興味をなくしてしまったほどでした。

卒業後間もなく、親の勧めに従って、お見合いをして、結婚しました。相手は八歳年上の商社員でした。結婚してすぐアメリカへの赴任が決まりました。

海外での生活は若いAさんにとって見るもの聞くものがすべて目新しく、楽しい毎日でした。一男一女にも恵まれました。この頃には、かつて画家を志していたことなどすっかり忘れ、妻であり、母である生活にすっかり満足していました。海外での生活は、仕事も家庭生活も大切にするという点で若い夫妻にはとても快適なものでした。

アメリカとヨーロッパでの勤務を終えて、帰国しました。長男が小学校に入学する頃になっていたので、帰国するのにちょうどよい時期でもあったのです。

夫の不調

家族思いであると同時に、働き者の夫でした。本社に戻ることができ、努力が認められて昇任も果たし、張り切って仕事をしていました。子供たちが一人前になったら、また海外勤務をしたいというのが夫の希望でした。

しかし、同僚達と比べて、海外勤務が長かったため、本社に戻ってもなかなか日本のペースに馴染めません。仕事とプライベートの時間がきちんと分けられていた欧米での生活に比べると、いつまでも仕事の延長のような生活はかなりの負担になりました。また、業績が認められて昇任したということもあって、夫も無理をして仕事を続けていたようです。

帰国して半年後、とうとう夫は精神的な破綻をきたしてしまいました。げっそりと痩せ、夜も眠れなくなってしまいました。最初は、何か大きな病気になったのではないかといくつかの病院の内科に受診しましたが、はっきりとした原因もみつかりません。

そして、最終的に、内科から精神科に紹介され、うつ病と診断されたのです。その頃には、仕事はまったく手がつかず、欧米で働いていた頃の溌剌とした様子はすっかり影を潜めていました。

精神科に入院して一度は回復し、職場復帰もしました。しかし、必死の覚悟で職場に復帰した夫は、また仕事一途の毎日に戻り、精神科への受診も服薬も止めてしまいました。

「これまでの空白期間を取り戻すには必死で働くしかない、うつ病などと言い訳はできない」というのが夫の言い分でした。しかし、三ヶ月も持たずに、再入院となってしまったのです。

当時はまだ、子供たちも幼く、Aさんは子育てと夫の看病を一人でこなさなければなりませんでした。しかし、幸い、実家が近くにあり、皆が支えてくれました。

さて、再入院しましたが、徐々に回復に向かってきました。そろそろ退院の話も出てきて、週末には自宅への外泊も許可されました。ちょうど娘の誕生日に夫は自宅に戻ってきました。

「そろそろ退院と言われているけれど、仕事ができるだろうか。この間も職場に戻ってすぐにまた病院に逆戻りしてしまったし」

といった話が少し出ましたが、もともと弱音をはかない夫でした。むしろ、家族揃って娘の誕生日を楽しそうに祝っていたことをAさんは覚えています。

JCLS 88002-161

夫の死

日曜日の夕方、夫は病院に戻っていきました。Aさんは病院まで一緒に付き添っていくつもりだったのですが、

「大の大人なんだから、一人で帰れるよ」

と夫は笑って自宅を後にしたのです。

病院に着く予定の時間をはるかに過ぎても夫が姿を現さないという連絡を受けました。Aさんにはふと悪い予感がしましたが、「そんなはずがないわ」とすぐに打ち消しました。しかし、その直後に警察から連絡があり、夫が電車に飛び込み、亡くなったと知らされたのです。

当時、息子は九歳、娘は四歳でした。その後、ともかくこの子達を育てていくのは自分しかないと必死になって働きました。実家が近くで、Aさんが働いている間、両親が子供の面倒をみてもらえるのは大変に助かりました。

なお、子供たちには父親が自殺したという事実はひた隠しにされ、父親の話題は一切触れてはいけないもののように扱われるようになってしまったのです。

夫の実家との関係

さて、夫が自殺した後、実は夫の父と兄も自殺していた事実を知りました。この事実を前もって知らせてくれたら、Aさんも夫のことをもっと気をつけて見守ることができたのにと残念でなりませんでした。

Aさんは夫を亡くしたことに対して、自分を責め続けていました。さらに、夫の兄弟や母親からは「あなたがしっかりしていなかったから、自殺した」といった厳しい非難も受けてしまいました。それでなくても、自分を責め続けていたAさんです。親戚からの言葉がどれほど厳しいものに響いたことでしょう。そして、その後、夫の実家とはほとんど連絡がなくなっています。

子どもの自立、精神科受診

その後、Aさんは女手ひとつで子供を育ててきました。そして、息子さんは父親と同じように商社員になり、現在は海外勤務をしています。娘さんは最近、薬剤師になるということで、地方の大学に入学し、ひとり暮らしを始めたばかりです。

夫が自殺してから十五年が経過しますが、どうしても整理できない思いで、精神科を受診することを決意したというのです。

Ａさんが経験したことを短くまとめるのは大変難しいことです。ここにまとめたこと以上のさまざまな辛い思いをしたはずです。

Ａさんは夫の死後、一時期、不安障害やうつ病の症状を呈していた時期があったようです。突然、強い不安に襲われ、動悸や過呼吸といった症状が出たことも再三でした。また、食欲を失い、数ヶ月間で五キロも体重が落ちたこともありました。夫の自殺について激しく自分を責め続けていました。しかし、専門的な治療も受けずに、なんとかこのような症状を乗り越えてきたようです。

彼女は、ともかく幼い子供を自分ひとりで育てていくことだけを考えて生きてきました。また、そんな中で、実家が近く、両親や兄弟から暖かいサポートを得られたのが何よりも力になったとも話していました。

夫の死後、十五年経っている段階で、ただちに薬物療法が必要というよりは、むしろ、整理のついていない問題についてじっくりと傾聴していくことこそが、Ａさんが求めていることだと私は判断しました。そして、彼女がこれまでに誰にも打ち明けられずにきた複雑な想いや疑問を受け止めていくことに専念したのです。複雑な感情が生じることはむしろ自然な反応であり、それを認め、率直に表わす機会を与えようと私は考えたのです。

面接を重ねていくうちに、彼女の複雑な想いのいくつかが徐々に整理されていきました。

自殺の直後はもちろんのこと、十五年たった今でも、Aさんは自分を責めていました。次のような言葉にAさんの自責感が表れていました。

「主人が自殺したのは、悩みを受け止められなかった私のせいです」

「子育てばかりに目が行っていて、あの人には自分で立ち直る力があると思い込んでいました」

「最後の日も、一人で病院に戻すのではなくて、私が付き添っていれば、自殺はしなかったはずです」

また、自責感とともに、「どうして幼い子供たちがいるのに、一人で死んでしまったのか」といった夫に対する非難の感情も実際のところ自覚していました。しかし、その結果、「亡くなってしまった人に対して、こんな気持ちを持つ自分が冷たいのだ。だから、あの人を死に追いやってしまったのかもしれません」と自責感を新たにすることもしばしばでした。

夫が自ら命を絶った直後の担当医の対応には怒りを覚え、裁判を起こすことさえ考えたそうです。夫の自殺をまるで他人事のように語り、「うつ病では自殺する人が多いのは事実ですから」と話したときの担当医の表情は今でも忘れないというのです。実際に、知人の弁護士にも相談したものの、勝つ見込みはないとのことで、訴訟は諦めました。しかし、「病院に責任はないのか」という想いはいまだにあり、病院側の対応に対する不信感は完全に拭えてはいません。

また、夫の親族に対する不信感も強く、

「舅と義兄が自殺していたという事実を前もって教えてくれていたら、夫のことももっと注意を払ったはずなのに・・・・」

「夫の死後、子供を二人抱えて必死になって働いてきたのに、支えてくれないばかりか、傷に塩を塗り込むような言葉をかけられました」とも語っていました。

夫のことを今でも完全に忘れることができずに、町で姿形の似た人を目にすると、夫ではないかと思い、ついついその人のことを目で追ってしまうという気持ちも続いていました。

遺体を引き取りに行ったとき、夫の財布から映画の切符の半券が出てきました。その映画館は二人が婚約時代によく行った所でした。最後の行動に移る前に、夫は同じ映画館で時間を過ごしていたのかと思うと、今でもその半券を捨てられずにいるとAさんは語っていました。そして、財布の中から実際にその半券を取り出して、私に見せてくれました。

何とか夫のことを忘れよう、新しい生活を始めようとするAさんでしたが、やはり何か特別な日が近づくと、悲しみや不安が新たに襲ってくるとも話していました。とくに、夫の命日や、結婚記念日、娘の誕生日（一家が最後に揃った日）などです。

最近でこそようやく乗り越えられてきたと思えるようになったのですが、死後、しばらくの間は、ごく当たり前の世間一般の楽しみさえ自分には味わうことさえ許されていないという思いが強かったとも語っています。美術館や映画館に行くといったことさえ許されることではないと固く信じていました。

さて、目下のAさんは、そろそろ父親の自殺について、子供たちに真実を打ち明ける必要があるのではないかと考え始めていました。息子さんは商社員としてすでに一人で海外で暮らし始めていましたが、娘さんは大学に入学し、薬学が専門です。研究者になるのか薬剤師になるのかまだ決めていませんが、医療従事者になるのだったら、いつかは他者の死に向き合わなければなりません。そこで、父親の死についても、そろそろ子供たちに真実を打ち明けてもよいのではないかと思い始めていたのです。

また、夫だけではなく、その父親や兄も自ら命を絶っていたことを考えると、うつ病の遺伝といったことも心配していました。その事実についても子供たちに知っておいてほしいし、父親のように手遅れにならないようにしてほしいと考えていたのです。

夫との死別ばかりでなく、現在のAさんに「自分の人生は一体何だったのだろうか？」という想いも強かったのです。夫が若くして亡くなり、必死になって子供たちを育ててきました。その子供たちも、自分が一生懸命に守ってきた家から出て行きました。これは彼女にとって、いわば「空の巣状況」とも言うべきものです。いつかは小鳥も巣立っていかなければなりません。大事に守ってきた巣が空っぽになってしまったような状況だったのです。

夫と暮らしてきた年月と、その後の年月がそれぞれ十五年と、ちょうど同じ期間になりました。もしも、夫が生きていたならば六十歳で、数年のうちに定年になる年頃です。本来ならば、何の苦労もなく、一緒に老後を過せるはずであるのに、必死で守ってきた子供たちも巣立ち、これからどうやって一人で暮らしていこうか、そして、これまでの自分の人生は何だったのだろうかという想いに圧倒されていたのです。

このように、病死、事故死よりも、自殺がもたらす心理的な反応は複雑なものになりがちです。Aさんは懸命に、「夫のことをそろそろ忘れよう」「早く立ち直らなければ」と考えていました。しかし、絆が強いほど、遺族の感情も強烈なものになるのです。悲しみを乗り越えようとするのではなく、悲しみを感じ続けることが故人への供養になると考えてはどうかと私は彼女に伝えました。

こうして、一年半ほど毎週一回それぞれ一時間ずつ、Aさんの話をじっくりと聞いていきました。もちろん、夫に対する想いは変わりません。しかし、徐々にAさんの気持ちが整理されてきたようです。結婚すると同時に封印してしまった気持ちを取り戻し、「もう一度、絵を描いてみよう」と彼女は思い立ちました。

「昔のように、画家として成功したいなどという気持ちはありません。子供のときに絵筆を握るのがとても楽しかったことをふと思い出したのです。誰のためでもなく、自分のためだけに好きな絵を描いてみたいと思っています」

私の経験では、自己表現の手段を持った人の方が、死別の衝撃からの立ち直りは早いという印象を受けています。亡き人について手記をまとめる、絵を描く、楽器を演奏するといったことによって、死別の悲しみから回復していった人を私は何人も知っています。

死後十五年たってもAさんのように夫を思い続けて苦しんでいる人もいます。もっと早い時期に精神科に受診していればよかったのかもしれませんし、また、誰かに本当の気持ちを打ち明けられるようになるまでにこれだけの期間が必要だったのかもしれません。

ある程度、こころの整理ができたと実感した段階で、Aさんのほうから心理療法の終了の提案がありました。御主人の自殺を完全に乗り越えることなどできないまでも、ある程度、自己をコントロールすることができるようになったと私も判断したので、彼女の提案に同意しました。ただし、また不安感や悩みが強くなったら、いつでも連絡してくるように約束してもらいました。

Aさんはこれからは、自分が生活できる程度の収入があればよいので、絵画教室を開いて子供たちに絵を教えながら、自分でも楽しみながら絵を描いていくことにすると話していました。また、自分と同じような悲しみを経験している人の何らかの助けになればと、自助グループに参加することも考えていたのです。

まとめ

自殺予防には、プリベンション、インターベンション、ポストベンションがありますが、この本

JCLS 88002-161

ではポストベンションを主に扱っています。その中でも、個人に対してどのように働きかけていったらよいかを第2章では取り上げました。個人を対象とした治療の原則を説明するとともに、実際の例を呈示して、その経過を解説しました。

自殺の後に遺された人が抱えている問題はひとりで悩み苦しむしか方法がないのではなく、それを一緒に取り扱う専門家がいることが少しでもわかっていただけたならば、本章の目的は十分に達成されたと思います。

第3章　グループに対する働きかけ

自殺が起きた時に、もっとも衝撃を受けるのは家族であることに異論を挟む人はいないでしょう。しかし、影響を受ける人は家族に限りません。学校で自殺が起きたならば、他の生徒や教師、職場では同僚、病院ならば他の患者さんや医療スタッフといった人々も混乱に満ちた経験をします。

そこで、次に、自殺が起きた後に、グループに対する働きかけについて説明していくことにしましょう。一応、ここでは職場で同僚の自殺が起きた場合を主に想定しておきます。(他の場面でも対応の原則は大きく変わるものではありません。この原則を応用すればよいのです。)

昨日まで同じ職場で、隣の机で仕事をしてきた人が突然姿を消す、それも自らの手で命を絶ったという出来事が他の人々に影響を与えないはずがありません。最悪の場合は、他の複数の人々が同様に自殺行動に出て、群発自殺にまで発展することさえあるのです。私はこれまでにも、職場、学校、病院で群発自殺が起きてしまった件で、助言を求められた経験があります。けっしてこのような現象は対岸の火事として片付けてしまうことはできないのです。

そこで、不幸にして自殺が起きてしまった時にどのように対応して、その影響をできる限り和らげることができるか考えてみましょう。

なお、最初に断っておきますが、前章の「個人に対する働きかけ」と本章の「グループに対する働きかけ」はお互いに補い合っていると考えてください。その状況について十分に検討したうえで、どちらに力点を置くか、臨機応変に対処してください。

ある特定の個人だけが非常に影響を受けていて、他の人々にとってほとんど何の打撃にもなっていないといった場合には、グループ・ワークよりも、特定の個人に対して働きかけるほうがよい場合もあります。

また、表面的には特定の人が動揺しているわけではないのですが、自殺について率直に話す雰囲気も生まれずに、職場全体がなんとなく重苦しい雰囲気に包まれてしまっているような場合は、グループに対する働きかけを優先してもよいでしょう。グループ・ワークを実施したうえで、その中でも強く影響を受けている人を専門家による本格的な治療に紹介するといった方法もあるのです。

どの方法もそれだけで完全というわけにはいきません。状況に合わせて、柔軟な対応が必要になってくるのです。そして、実際にどのように対応しなければならないか迷ったときには、精神保健を専門とする人に相談するようにしてください。

グループに対する働きかけの原則

①関係者の反応が把握できる人数で集まる

グループの人数は、あくまでも関係者の反応が十分に把握できる人数にしておきます。たとえば、学校で生徒の自殺が起きると、全校生徒が講堂に集められ、校長が「命を粗末にしてはいけない」といった檄を飛ばす場面がマスメディアなどでよく報道されます。しかし、このように大多数に対して一斉通知するのはむしろ悪影響を及ぼしかねません。あくまでも、他者の自殺を経験した人がどれほど精神的に動揺しているのか把握できる数に限ったほうがよいのです。

理想的には一〇人くらいまでです。どんなに多くても二〇人以上となると、自殺の事実について知らされた人の反応を的確にとらえるのが難しくなってしまいます。多くの人数に対処しなければならない時には、いくつかのグループに分けて行うとよいでしょう。

グループにはできる限り共通項の多い人を対象にします。職場で強い発言力のある上司がグループに参加したために他のメンバーがまったく発言できなくなってしまったというのでは、グループで働きかける意味が半減してしまいます。なるべく誰もが自分の率直な気持ちを語ることができるようなメンバーで集まってもらいます。上司は上司で別のグループにしてもよいのです。

また、自殺が起きたことに対してあまりにも動揺の激しい人がいたならば、グループによる介入よりも、専門家の手による個別の働きかけのほうが望ましい場合があります。

さて、グループに対する介入を始める時期も問題になります。できるだけ早い段階で実施するのが望ましいのですが、そのグループがケアを受け入れる準備ができている状態にあるかどうかを十分に検討しておく必要があります。

職場で同僚が自殺した場合には、葬儀が済むのを待ってもよいでしょう。葬儀の準備で慌しい思いをしている最中に心理的なケアを実施しようとしても、それを受け入れるだけのこころの準備ができていないことも多いからです。

また、葬儀が故人との（心理的な）別れの場になるという意味もあり、こころの整理には必要な機会となっていることにしばしば気づきます。（ただし、学校で生徒の自殺が生じたような場合には、成人とは異なり、なるべく早い段階でケアを実施すべきだと思います。また、成人であっても明らかに動揺している人に対してはなるべく早く個別に働きかけてください。）

ケアを進めていく人は、前もってどのような事態で自殺が生じたのかできる限りの情報を得ておくべきです。そうすることによって、これから会うことになる人々の心理状態をつかんでおくのです。とくに人望の厚かった人の自殺は、職場全体の士気を著しく落とすことになりかねません。

また、誰がケアを進めていくかというのも問題になります。できれば、利害関係がなく、専門的な知識もある、精神保健の専門家がリーダーになって実施したほうがよいでしょう。というのも、たとえば、職場などで自殺が起きたときに、それまでの不満が上司に向けられて、自殺が生じた責任を問われ、不満が一挙に噴き出すことは珍しくないからです。

しかし、そうは言っても、可能な限り早い段階でポストベンションを実施しようとするときに、いつでも外部から専門家の協力が得られるとは限りません。そのような場合には、職場で責任ある立場の人やメンタルヘルスの担当者が、以下に挙げるような手順を踏む必要が出てきます。

なお、中心的な役割を担ってケアを進めていく人と、もう一人別に補佐役（ポストベンションの経験のあるピア・スタッフ）を置いて、グループの反応を見届けるのもよい方法です。

②自殺について事実を中立的な立場で伝える

自殺が起きたという事実を必死になって隠そうとしたところで数日のうちに噂や憶測でほぼ全員に知れ渡ってしまうのが通例です。緘口令を敷いたところで、その事実は瞬く間に広まってしまいます。そのうえ、各自がばらばらの情報を、それもしばしば誤った情報を得て、流言蜚語が広まる危険さえあります。

このようにするよりは、衝撃的ではあっても、自殺が起きたという事実を淡々と伝えて、もしもそれに動揺している人がいるならば、適切な働きかけをしていくほうがよほど望ましいのです。

参加者ひとりひとりがどのように自殺の事実をとらえているのかを確認し、事実を共通認識としてとらえることも重要です。

ある人の自殺が複数の自殺を引き起こす群発自殺という現象が知られています。若者が群発自殺の危険群であるのですが、成人の間でも群発自殺が起こる可能性はあります。

ある企業の小さな部門で数ヶ月の間に複数の自殺が生じて、どのように対応したらよいか、私が相談されたことがあります。他者の自殺が他の複数の人々のこころに大きな傷を残すことは成人であっても当然予想できることです。群発自殺は、地域でも、学校でも、職場でも、病院でも起こり得ます。

なお、自殺についてはあくまでも事実を淡々と話すべきであって、自殺を非難したり、自殺した人を貶めるような発言は控えます。逆に、故人の生前の様子をあまりにも美化して語るのも、逆効果になりかねません。

自殺という悲劇的な出来事に関しては、事実を淡々と伝えるにとどめるべきなのです。

③率直な感情を表現する機会を与える

ポストベンションの重要な目的は関係者の複雑な感情をありのままに表現する機会を与えることです。

わが国では自殺が起きても、まるで何事もなかったかのように振る舞ったり、時が過ぎることだけが問題を解決する唯一の方法であると考える傾向がいまだに根強いのです。しかし、その間にも、遺された人は強い衝撃を受けて、さまざまな問題を呈する可能性があります。直後には問題がないように見えても、何年もたってからこころの問題が明らかになる人がいるのです。

自殺した人と強い絆のあった人々が集まって、お互いの率直な気持ちを語り合い、分かち合うことが重要です。複雑な感情を抱いているのが自分だけではないと知るだけでも、負担が軽くなったと語る人は多いのです。

なお、ここで注意しておかなければならない点があります。ありのままの感情を表現する機会を与えるといっても、あくまでも自発的なものでなければなりません。生の感情をぶちまけることを強制するような雰囲気を作ってはけっしてなりません。

そして、中には自分の感情をグループの中で言葉に出して表現できない人がいることも現実なので、全員が話をしなければならないといった雰囲気を作ってはならないのです。あくまでも、率直な気持ちを話すことも自由であるし、他の人々の話を黙って聞いている自由もあることを最初に保証しておきます。

④知人の自殺を経験した時に起こり得る反応や症状を説明する

グループでの話し合いが進んでいくと、参加者はさまざまな体験を語り始めます。眠れない、食欲が落ちた、故人のことをしばしば思い出す、などというのはごく一般的に話題に上る反応です。それよりも深刻な反応も時には出てきます。たとえば、同僚が職場に出てこないことを心配した仲間がアパートに様子を見に行きました。そして、浴室で縊死している姿を発見した例がありました。第一発見者はその後、恐ろしくて自宅で一人で入浴できなくなり、銭湯で大勢の人と一緒に入浴してから帰宅するようになったと打ち明けました。その話題が出たところ、別の人は、自宅で風呂に入ることはできるものの、浴室の扉は開けておくと語りました。またある人は、シャワーを浴びるのが精一杯だとも話したのです。要するに、自殺後に、いつもとは異なる出来事を同じように経験している人が他にもいることを知り、自分だけが異常な体験をしているわけでは決してないとわかっただけでも、グループの参加者は十分に安心できたのです。

知人の自殺を経験した後にはさまざまな複雑な症状が起こってきます。ところが、とくに心理学や精神医学に関する知識のない一般の人々は、そのような症状が自分だけに起きている異常な反応と考え、誰にも相談できずにひとりで悩んでいることがめずらしくありません。

時間の経過とともに軽快していく症状で、それほど心配のないものから、ただちに適切な介入を始める必要のあるものまでさまざまです。そして、その両者を的確に判断するには専門家による診察が必要になります。

まず、参加者が自分たちの経験している感情や症状を率直に語る機会を与えた後に、表3のようなパンフレットを配布します。

このパンフレットには、親しい関係にあった他者の自殺を経験した人が後になって呈する可能性のある、うつ状態、不安障害、急性ストレス障害などの症状を具体的に書いてあります。あくまでもどのような人が対象となるか（学生か、会社員か、入院患者か、医療スタッフか）をよく考えたうえで、理解しやすい言葉を使って症状を書いておきます。

もちろん、グループワークを終える前に、参加者から質問を受けつけることを忘れてはなりません。また、全員からグループワークについての感想を尋ねるのもよいでしょう。

⑤個別に専門家による相談を希望する人には、その機会を与える

グループの中では自分の気持ちを十分に表現できなかったと感じ、個別に相談に乗ってほしいと考えている人がかならずいます。

グループに対する働きかけが終わった後も、すぐに解散するのではなく、ケアを進めてきた人はしばらくその場にとどまって、参加者が気楽に話しかけてくる機会を設けておくとよいでしょう。

また、後日あらためて個別に話し合いたいと希望する人には可能な限り早い段階で、専門家に話

表3　大切な人を自殺で失った人へ

強い絆のあった人が亡くなるという体験は、遺された人にさまざまなこころの問題を引き起こしかねません。病死や事故死よりも、自殺はさらに強い影響を及ぼします。

このような体験をした人の中には以下に挙げるような症状が出てくることがあります。時間とともに徐々にやわらいでいくものから、永年にわたってこころの傷になりかねないものまでさまざまです。時には、うつ病、不安障害、PTSD（心的外傷後ストレス障害）を発病して、専門の治療が必要になることさえあります。次のような症状に気づいたら、けっしてひとりで悩まずに○○○（電話○○○）に連絡して、相談に来てください。周囲の人に同じような症状に気づいたら、相談に行くように助言してください。

- ●眠れない
- ●いったん寝付いても、すぐに目が覚める
- ●恐ろしい夢を見る
- ●自殺した人のことをしばしば思い出す
- ●知人の自殺の場面が目の前に現れる気がする
- ●自殺が起きたことに対して自分を責める
- ●死にとらわれる
- ●自分も自殺するのではないかと不安でたまらない
- ●ひどくビクビクする
- ●周囲にベールがかかったように感じる
- ●やる気がおきない
- ●仕事に身が入らない
- ●注意が集中できない
- ●些細なことが気になる
- ●わずかなことも決められない
- ●誰にも会いたくない
- ●興味がわかない
- ●不安でたまらない
- ●ひとりでいるのが怖い
- ●心臓がドキドキする
- ●息苦しい
- ●漠然とした身体の不調が続く
- ●落ち着かない
- ●悲しくてたまらない
- ●涙があふれる
- ●感情が不安定になる
- ●激しい怒りにかられる

をしたり、助言を求めたりする機会を設けます。これも時機を逸してしまっては、意味がなくなるので、なるべく早い時期を設定することが重要です。

グループが終わった後に何らかの相談をしたいと参加者が感じた場合の連絡先も具体的に伝えておきます。

⑥自殺にとくに影響を受ける可能性のある人に対して積極的に働きかける

さて、強い絆のあった人が自殺したという事実は他の人々に深刻な影響を及ぼすことは再三指摘してきました。その中でも、さらに深刻な影響が出る可能性のある人については、単にグループによる話し合いだけではなく、積極的に働きかけていく必要性が出てきます。フォローアップも必要ですし、家族などとも協力していかなければなりません。

表4にとくに影響を受ける可能性のある人を挙げておき

表4　他者の自殺に影響を受ける可能性のある人

- ●自殺者と強い絆があった
- ●精神障害にかかっている
- ●これまでに自殺を図ったことがある
- ●自殺者と境遇が似ている
- ●自殺が起きたことに責任を感じている
- ●第一発見者、遺体の搬送をした
- ●葬儀でとくに打ちひしがれていた
- ●知人の自殺が生じた後、態度が変化した
- ●さまざまな問題を抱えている
- ●サポートが十分に得られない

ます。要するに、自分自身も潜在的に自殺の危険性のある人といってもよいでしょう。このような人々に個別に働きかける場合もあれば、このような例を具体的にグループに説明しておき、周囲の人々に十分な注意を払ってほしいと依頼することもあります。

すでに精神科治療を受けている人ならば、家族を通じて治療者と連絡を取るなどといった工夫も必要になります。あるいは、まだ治療を受けていないものの、他者の自殺に動揺し、明らかに言動の変化に気づかれる人がいたら、精神科治療に導入する絶好の機会とすることもできるでしょう。

⑦その他

とくに職場で自殺が起きた場合に、他の同僚たちへの心理的ケアを中心に解説してきましたが、もっとも影響を受けているのは家族自身であることは言うまでもありません。その人のことをいつまでも職場の仲間が忘れないでいることをさまざまな機会を通じて、遺族に伝えてください。

結局は、他の人々にとって、組織を構成する一人一人がいかに大切であるかを有形・無形に伝えることこそが、遺された他の同僚にとっても大きな意味を持ってくるのです。

また、職場で自殺が起きてしまったということは、悲劇的な状況であると同時に、自殺予防に対する正しい知識を広めるための絶好の機会になります。普段ならば、大して関心を抱かないような人であっても、このような状況ではけっして他人事とは思えず、自殺予防についての話に真剣に耳を傾けてくれるものです。

職場の人々がまさに、自殺予防教育を受け入れるのに十分なこころの準備ができている時なのです。対象とするグループに属する人々が自殺予防教育はその段階でどの程度までの知識やケアを必要としているかを見きわめながら進めていくべきでしょう。

応用問題――もしも学校で自殺が起きたならば

さて、自殺が起きた後の対応の原則を述べてきました。実際に、たとえば、中学校や高校で生徒の自殺が起きたような場合にどのように対応すればよいでしょうか。これは一種の応用問題かもしれません。読者自身がこのような場面に遭遇したときに、どういった態度をとるのか一緒に考えてみてください。前項で示した原則を当てはめてみることをぜひお奨めします。（なお、本格的に学校で自殺が起きたときの対応について知りたい方は、拙著『青少年のための自殺予防マニュアル』（金剛出版）を参考にしてください。）

①自殺の事実を絶対に隠さない

どんなに事実をひた隠しにしようとしたところで、生徒たちは数日のうちに確実に事実を知ってしまいます。私は子供なりに死に直面する力はあると信じています。ぜひ、ありのままの事実を淡々と伝えるべきだと考えます。事実を隠そうとすればするほど、期待する方向とは逆の事態が生じかねないのです。

②事実をありのままに伝える

ただし、自殺を非難しても、あるいは極端に個人を美化してもいけません。事実をありのままに淡々と伝えるべきです。

③どのように伝えるか

絶対にしてはいけないのは、講堂に全校生徒を集めて、一斉に校長が自殺について伝えるようなことです。これでは、他の生徒たちの影響がまったくわからないのです。せめて、ホームルーム単位くらいの少人数を相手に知らせるべきです。

さらに、そのときに、担任の先生だけでは生徒の反応を十分に把握できない可能性もあるので、他の先生に一緒にその場にいてもらい、自分だけでは把握しきれない生徒の反応をとらえてもらう工夫をしてください。

④教師同士の連絡を密に

同じ学校の生徒が自殺したという事実を他の生徒たちに伝える前に、同僚の教師同士でどのように生徒たちに事実を伝えるべきか、十分に話し合っておいてください。先生によって、生徒に話す内容がバラバラであるという事態だけは絶対に避けなければなりません。

⑤起こり得る反応を伝える

これは前項でも解説しましたが、他の生徒が自殺するという緊急事態を経験して、残された生徒たちにさまざまな症状が出てきても不思議はありません。けっしてそれが異常な出来事ではないことをきちんと説明してください。

そして、いつまでもそういった症状が続くようならばいつでも相談に来るように働きかけておく必要があります。

⑥専門家に助言を求める

生徒の自殺が起きるというのはきわめて例外的な出来事です。学校はパニックに襲われても不思議はありません。最近では「いじめ=自殺」といった括り方がされて、保護者やマスメディアが学校に非難を集中させることもしばしば起きています。

JCLS 88002-161

そのようなときに、利害関係がなく、専門の知識もある、精神科治療の専門家を現場に招いて、第三者の立場からきちんとした意見を述べてもらうことは、混乱を収拾するうえで効果的です。

⑦とくにサポートが必要となる人

生徒の自殺が起きた時にサポートが必要になるのはどのような人でしょうか。

●家族――当然、愛する子供を失った家族が強い打撃を受けています。遺族に対して最大のケアをすべきことは言うまでもありません。学校に責任はなかった、自殺の危険はまったく把握していなかったなどという自己弁護は論外です。

●他の生徒――とくに自分自身ももともと自殺の危険の高い生徒には十分な配慮をする必要があります。たとえば、家庭的な問題がある、自分も心の病を抱えている、これまでにも自殺を図ったことがある、葬式のときにひどく動揺していた生徒などです。

●自殺が起きたことに責任があると思われている生徒――「いじめ＝自殺」が今ではすっかり図式化されてしまっていて、自殺が起きると、かならずといってよいほど犯人探しが始まります。しかし、非難を受けている当の生徒達も連鎖的に自殺行動に及ぶ危険があることを承知しておかなければなりません。

●担任の教師――自分が担任だった生徒の自殺ほど、教師にとって打撃になることはありません。

そのうえ、同僚や上司からも陰に陽に激しい非難を浴びせかけられます。そのような担任教師に対してても援助の手を差し伸べることを忘れてはなりません。

⑧家族との連携

若年者では、身近な人の死が、連鎖的な自殺に結びつく危険がしばしば指摘されています。まして、同級生の自殺を経験した人が、自分自身も自殺の危険に追いやられる可能性がきわめて高いのです。ですから、生徒の自殺が起きた時には、保護者達にも集まってもらって、自殺の事実を伝えるとともに、生徒の言動の変化を見守ってもらうように、家庭との連絡を密にする必要があるのです。

⑨マスメディアへの対応

生徒の自殺が起きると、映像メディアが構内に押しかけて、自殺した生徒の教室や机を映していったり、他の生徒たちに無理やりインタビューしたりする光景が繰り返されています。

自由な社会ですから、知る権利も報道の自由も保障されています。しかし、他の若者たちに与える影響もマスメディアは考えるべきです。そして、きちんとした対応をすれば、マスメディアもそれなりに配慮してくれるものだと私は信じています。

JCLS 88002-161

そのためには定期的にマスメディアに真実を伝えるべきです。

そして、同時に、すべてを学校側がマスメディアに対応するのではなく、専門家である、精神科医や臨床心理士に、学校で何が起きたのか、自殺が生じた後にどのような対応をすべきなのか、正確に解説してもらうのも、混乱した事態を収拾するために重要です。

さて、ここまで述べてきたことは、仮に学校で生徒の自殺が起きたときに最低限、実施してほしいことなのです。別に、学校に限ったものではありません。病院でも職場でもこのような事態が起こり得るのです。そんなときに、この応用問題を思い出してください。それぞれの状況に応じた対応を考えることが最も重要なのです。ここに挙げたことが、実際の現場では余分であったり、足りない点があったりすることを私自身も承知しています。すべてに当てはまる唯一の解答などあるはずがありません。

専門的なディブリーフィング

ごく普通の生活をしていてはとても経験しないような出来事を体験した人に対する危機介入の方法として緊急事態ストレスマネジメント（Critical Incident Stress Management）という技法があり

ます。そのなかで、とくにディブリーフィング（debriefing）という方法を解説していきます。多くの研究者や臨床家がそれぞれの意味でディブリーフィングという言葉を使っていますが、ここで取り上げるのはミッチェルらの方法に基づいています。

ディブリーフィング自体はかなり専門的な技法ですので、詳しく知りたい方は、J・T・ミッチェル、G・S・エヴァリー著（高橋祥友訳）『緊急事態ストレス・PTSD対応マニュアル』（金剛出版）を参照してください。

すでに、グループに対する働きかけについて一般的な原則を解説しましたが、ディブリーフィングは経験豊富な専門家によって実施される方法です。

ディブリーフィングは、精神保健の専門家と、ピアサポートスタッフからなるチームによって実施されます。どのような事態であっても、トラウマに対する介入は訓練された人々が実施すべきです。

また、ディブリーフィング自体は、あくまでもファースト・エイドであることを忘れてはなりません。ディブリーフィングをまるですべてのものに応用可能な魔法の杖のように考えている人が時々います。しかし、その効果と限界を十分に知っておくべきです。

また、ディブリーフィングは、カウンセリングでもなければ精神療法でもありません。専門的な精神科治療の代替品にならないこともよく承知しておいてください。

この点を誤解して、ディブリーフィングは効果がないとか、かえって悪影響を及ぼすとか主張す

JCLS 88002-161

る臨床家や研究者が少なくありません。

ディブリーフィングとは、参加者にストレス反応について教育し、ストレスをコントロールするための対処技法を教えるとともに、本格的な治療を必要とする人を早期に発見し、フォローアップにつなげる機会でもあるのです。

一応、ここでは職場の仲間に自殺が起きたときに、同僚に対して実施するディブリーフィングを想定して、話を進めていくことにします。

ディブリーフィングの目標

ディブリーフィングには次のような目標があります。

①他者の自殺を経験した人の精神的な衝撃を和らげる。
②他者の自殺を経験した結果として正常なストレス反応を示している正常な人々の回復を早める手助けをする。
③より専門的な治療が必要な人を発見して、治療に紹介する。

悩みや不安を言葉で表現することを手助けすることによって、緊急事態に関して誤った解釈が心の中で固定化する前に、ストレス反応について適切に理解し、対処できるように働きかけていくのです。他者の自殺というトラウマを経験した時に当然生じるストレスを緩和させることがディブリーフィングの主な目的です。

ディブリーフィングの目的としてその他にも副次的に次のような点が挙げられます。

●ストレス、ストレス反応、ストレスを克服する手技を教える。
●感情面での発散を行う。
●ストレス反応はコントロールでき、回復可能であることを保証する。
●近い将来に出現するかもしれない症状について前もって解説しておく。
●自分だけが特別だといった誤った考え（あるいは、自分だけが唯一人の犠牲者だといった誤った感情）を修正する。
●自分だけが異常だといった誤った考えを修正する。
●精神保健の専門家と良好な関係を築く。
●グループの団結力を強める。
●さまざまな機関の間の協力を促進する。

● さらに評価や治療が必要なハイリスクの人がいないかスクリーニングに用いる。
● 必要であれば、カウンセリングなどの専門的な治療に紹介する。

ディブリーフィングの準備

ディブリーフィングを始める前に次のような点について十分に準備しておかなければなりません。まず、ディブリーフィング・チームは、緊急事態に関して可能な限り詳しい情報を得ておきます。これは詳しければ詳しいほど、ディブリーフィングを円滑に進めていくのに役立ちます。また、対象とするグループについてもいくつかの点について考慮しておく必要があります。

①均一のグループを対象にする

ディブリーフィングは同質のグループを対象にして実施すべきです。グループのメンバーは同じような背景を持ち、同じ組織に属している人を集めます。もしも明らかに背景が異なるようならば、別々にディブリーフィングを実施します。階級などがあまりにも異なって、率直な話し合いができないことが予想される場合は、参加者の質をある程度均一にします。

②任務の遂行を妨げない

現在、何らかの任務についていて、その仕事を妨げるような状況でディブリーフィングを実施してはなりません。そのような状況でディブリーフィングを強行しても、そもそも参加者が集中できません。したがって、緊急の任務を妨げないような状況で、ディブリーフィングを行うべきです。

③ほぼ同様のトラウマを受けた人を対象にする

たとえ同じ職場で働いていた人であっても、同僚の自殺をどのように体験したかという点が非常に異なります。ある人は故人と二人でチームを作って働いていたかもしれません。また、ある人は遺体の第一発見者かもしれません。そのような人々と比べると、部所が違って、顔を合わせても挨拶を交わす程度だった人が受ける心理的な衝撃は比較的弱いでしょう。このような場合は、ディブリーフィングを別々に行う必要が出てきます。

ディブリーフィングの実施時期については、理想的には自殺が起きた直後がよいとされています。ミッチェルらは、二十四〜七十二時間以内にディブリーフィングを実施すべきだとしています。この時間は理想的な実施目標ですが、準備期間などを考えると、実際にディブリーフィングが行われる平均的な時間枠は緊急事態発生後約五日と彼らは述べています。

しかし、私の経験からは、自殺が生じると、葬儀などがありますので、その最中にディブリーフィングを行うというのは実際にはかなり難しいのです。無理やり実施しても参加者も集中できないでしょう。それに、葬儀というのは故人とお別れをするという重要な儀式であるという側面も忘れてはなりません。したがって、十日～二週間たって行うこともあります。

もちろん、あまりにも早くディブリーフィングを行うのも問題ですが、数ヶ月以上も経ってからディブリーフィングを行うというのもさまざまな問題を引き起こしかねないので、適切な時期に実施することが重要です。

ディブリーフィングを行う場所や部屋の中の配置についても注意が必要です。周囲から妨げられない、静かな場所で、参加者がディブリーフィングに集中できる所を選びます。ディブリーフィングを終えた後に、個人的な相談に乗ることもできるように、小部屋がいくつかあればさらに理想的です。

全員が座れるような大きな部屋を選んで、椅子を円形に並べます（図1）。机や他の家具は部屋の隅に動かして、各参加者が他の人々をよく見えるようにしておきます。椅子と椅子をくっつけて並べないことも大切です。他の人との距離が近くなりすぎて、参加者は居心地が悪くなってしまうからです。また、こうすることによって、何らかの理由で遅く来た人も、他の参加者を邪魔しないで輪に加わることができます。

ディブリーフィングの段階

ディブリーフィングには図2に示すように七つの段階があります。

より認知の側面が前面に出る段階からディブリーフィングを始めていきます。そして、徐々に感情の側面に強く働きかける段階に入っていき、最後に再び認知が前面に出る段階に戻り、ディブリーフィングを終了します。

具体的に各段階をあげると、次のようになります。①導入、②事実、③思考、④反応、⑤症状、⑥教育、⑦再入の七段階です。

大体このような流れを頭に入れてお

図1　ディブリーフィングの配置

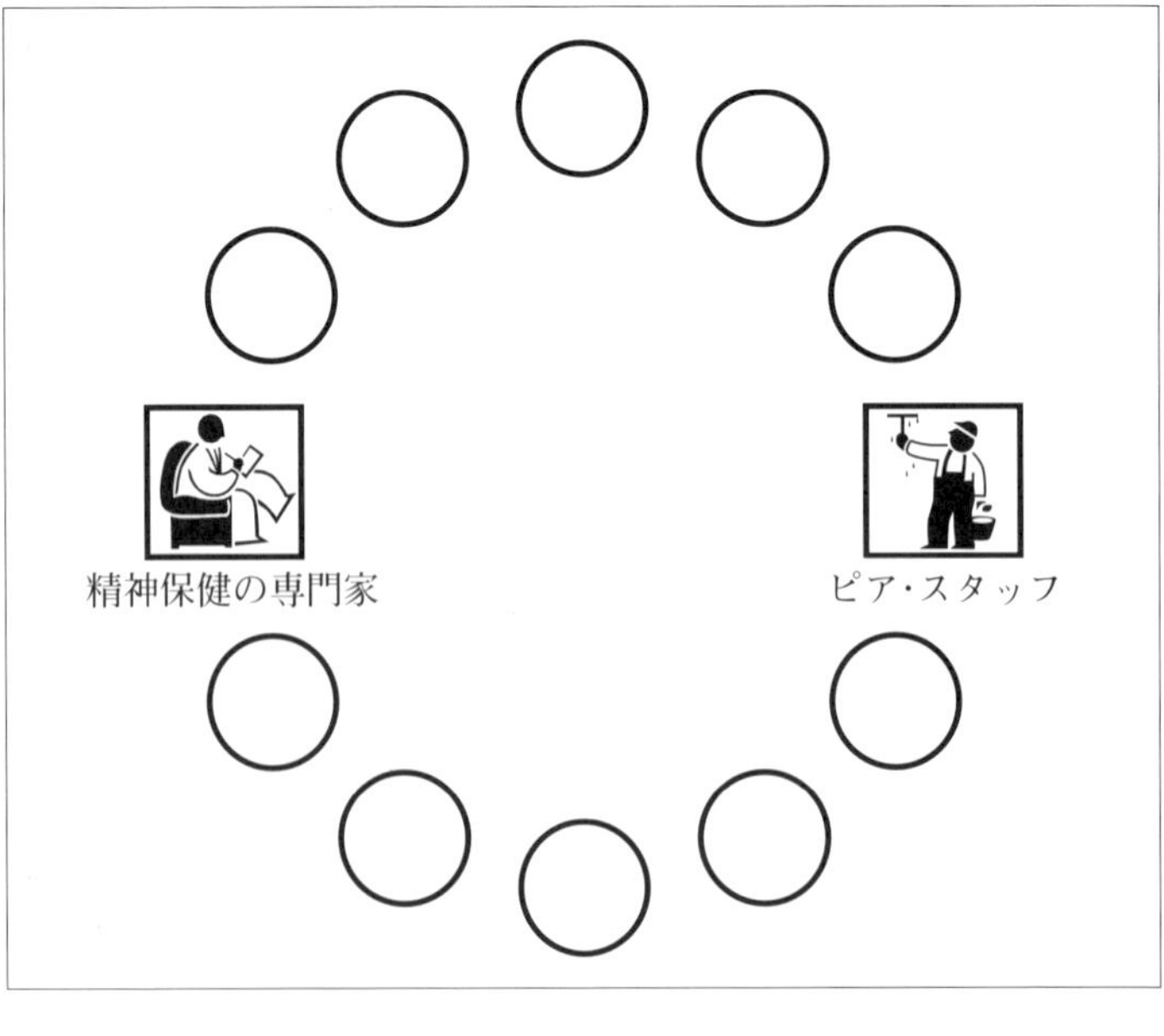

きながら、ディブリーフィングを進めていきます。

しかし、時にはある段階とある段階が重なってしまったり、すでに終わったと考えていた段階に逆戻りすることなどもあります。

あまりにも頑なに原法を守ろうとするとディブリーフィングは失敗しかねません。むしろ、経験豊富なディブリーファーは臨機応変にこの過程を進めていきます。

①導入

「導入」段階では、これから始めるディブリーフィングの大きな流れを参加者に説明します。この段階はディブリーフィングの他の全段階の方向性を決めるといっても過言ではないほど、重要なものです。

導入段階では次のような点が目標になります。

図2　ディブリーフィングの過程

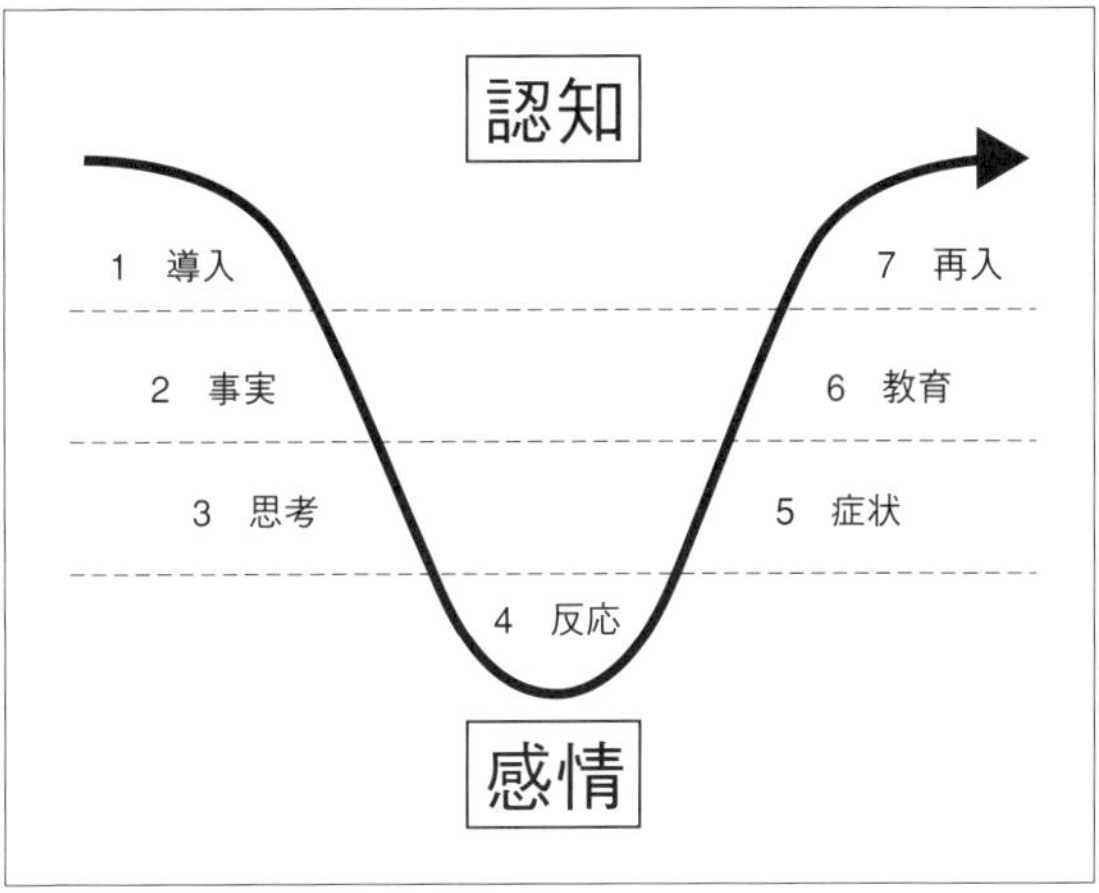

●チーム・リーダー（主ディブリーファー）が自己紹介する。
●他のメンバーを紹介する。
●リーダーシップを確立する。
●この会の目的を説明する。
●全体をどのように進めていくか説明する。
●参加者の動機を高める。
●抵抗感を和らげる。
●率直に話すように働きかける。
●同時に、黙っていて、他の参加者の発言を聞いているだけでもよいことを保証する。
●ディブリーフィングのガイドラインを説明する。
●参加者の協力を求める。
●参加者が初めに感じている心配に答え、不安を減らす。
●参加者からの質問に答える。
●互いに助け合うように働きかける。

具体的には私は次のように参加者に話しかけます。もちろん、その内容はその状況に応じたものになるため、それぞれの回で異なったものになります。

「みなさん、こんにちは。今日はお忙しいところ、参加してくださって、ありがとうございます。私は高橋と言います。精神科医です。今日、皆さんに集まっていただいたのは、○○さんのことについて話し合うためです。

まず最初にお断りしておきますが、今日の集まりの目的は、調査をすることではありません。犯人探しなどをするのが目的ではないのです。○○さんの追悼をするのが第一の目的です。○○さんのお悔やみをするのが第一なのです。また、その悲劇から私たちが何を学ぶことができるのか、そして悲劇を繰り返さないためにはどうすればよいのか考えていきたいのです。

一緒に働いていた人が、病気で亡くなったとしても、同僚にとっては大変なショックです。また、それよりも、事故死の場合はさらに大きな打撃になります。そして、病死よりも、事故死よりも、自ら命を絶ったという事態は、さらに複雑な問題を皆さんにもたらす可能性があるのです。それをできるだけ和らげるのが今日集まっていただいた目的なのです」

このように、誰が原因で自殺が起きたのかといった調査が目的ではなく、遺された人々の苦痛を和らげることが第一の目標であることを最初に強調しておきます。

そのためには、ディブリーフィングを進める人は、知識も経験も豊富で、あまり堅苦しくない雰囲気で話ができるようになっている必要があります。

次に、いくつかの注意事項も説明しておきます。

「さて、今日の会を進めるにあたって、みなさんに協力していただきたいことがいくつかあります。思っていることは率直に何でも話してくださって結構です。ただし、他の人が自分の意見と違うからといって、その人を攻撃するようなことは控えてください。どなたにも自分の意見を自由に言う権利があります。

ぜひ話したいという人もいれば、話したくないという人もいるでしょう。そういう人は、黙ったままで他の人の話を聞いていてくださって構いません。他の人の話から何か大切なヒントを得られるはずです。

なお、この部屋の中で話した内容は、お互いに秘密にすることも約束してください。今日の会が終わった後にどこかでこのことを話すことがないようにしてください。これは、この会で活発に率直な意見を言えるようにするためにとても大切な点です。また、メモなどで記録をとることも控えてください。

この会は約一時間半ほど続くと思います。その間、途中で席を立つことがないようにしてください。ポケットベルや携帯電話などを持っていたら、スイッチを切っておいてください。

なお、何か質問したいことがあれば、いつでも質問してください。私たちはみなさんのお役に立つためにいるのですから、遠慮はいりません。

また、グループでは話しにくい、個人的に相談したいという方もいらっしゃると思います。そのような場合は、この会が終わった後に、個別に相談に乗る機会も設けますので、遠慮なく、おっしゃってください」

このようにして、ディブリーフィングを始めます。ピア・スタッフも簡単に自己紹介をしておきます。

②事実

「事実」段階では、同僚の自殺をどのように知ったかという事実の確認から始めていきます。事実は個人的な感情から離れて実際に起きたことなので、話すことに比較的抵抗感が少ないのです。自分がどう考えたとか、どう感じたかについて話そうとするのは、きわめて個人的なことであり、苦痛を伴うのに比べると、事実について語るのはそれほど難しくはありません。

また、事実について十分に承知しているはずだと皆が思っているのに、実際にはひとりひとりがバラバラな事実を把握をしていることがよくあります。したがって、ディブリーフィングの初期の段階として、事実の確認から入っていくのは有効な方法なのです。

事実段階で、ある状況について参加者に話してもらうためには、次のように話しかけます。

「私たち全員がその現場にいたわけではありません。そのごく一部を断片的に知っているだけです。

そこで、今回の事態について皆さんが知っていることを話していただいて、実際に何が起きたのか理解することから始めましょう。皆さんが現場でどのような役割を果たしていたのか、そして、簡単にご自分の目から見て何が起きていたと考えていたのかを話してください。

私たちはまず全体像を知る必要があります。非常に詳しい点を知りたいと思っているわけではありません。自分が経験したことが、他の人々の経験と異なっていてもまったく構いません。もしも、話したくなければ、それでも構いません。ただ首を横に振ってください。そうしたら、次の人に移っていきます。ここでは、全員に自分自身の体験を少しずつ語っていただくことが大切です。

それでは、まず私の左（別に、右でもよい）の方から順々に話してください。『今回の件をどのように知ったのか？』という点について話してください」

こうして参加者が話し始めます。正確な時間の流れはまったく問題ではありません。遺体の第一発見者が最初に話し始めるかもしれませんし、また、電話で連絡を受けた人かもしれません。全員が話し終えると、事態の全体像が浮かび上がってきます。時間経過などについてはディブリーフィングのリーダーが最後にまとめればよいのです。

いったん話が始まると次々と口を開く人が出てくるものです。なかなか話が進まないようならば、それぞれがどの時点で、どのような形で事実を知らされたのかといった話題から始めてもよいでしょう。

③思考

事実確認が進み、いつ自殺が起き、どのようにしてその事実を知ったかがはっきりしてくると、次に「思考」段階へと進んでいきます。

最初に浮かんだ考えや、もっとも強かった考えは何かと質問を進めていくのです。思考段階は、事実の世界から、より個人的な世界への移行段階です。なお、事実は個人を超越していますが、思考は内的かつ個人に属するものなので、この段階では何らかの感情が入り交じらずに、思考に関する質問だけに答えるのは難しい場合がしばしばあります。

あまりにも感情面での反応が強くなりすぎる場合は、リーダーが整理しなければなりませんが、あえて意図的に話し合いの方向性を決めようとしないで、自然の流れを見ていくのも重要です。ディブリーフィングの七段階に固執しすぎると、ディブリーフィングの本来の目的からかえって逸脱してしまう可能性さえあります。

なお、日本人はグループの中であまり発言しないと思われていますが、私の経験ではむしろ、以前信じられていた以上によく発言すると思います。これは一般に抱かれている一種のステレオタイプでもあります。

④反応

「反応」段階では感情的な側面がもっとも強く出てきます。導入、事実、思考の段階を巧みに進めてくることができた場合には、思考段階から反応段階への移行は比較的円滑に進んでいきます。

しかし、グループでの話し合いにあまり慣れていない日本人の場合、事実、思考、反応が互いに混在してしまう場合もしばしばあります。事実の確認をしようと思っているのに、すでにそのときに自分が何を感じたのかとか、その後、自分に起きている症状をあれこれと話し始める人などもいます。そのような時にはグループ全体にどのようなことが起きているのか慎重に判断しながらディブリーフィングを進めていきます。

参加者の相互関係は反応段階ではとくに重要です。話し合うのはほとんどが参加者であって、ディブリーファーではないし、また、そうあるべきなのです。ディブリーファーが話すのは、本当にそれが必要とされるときだけであって、参加者の話し合いの流れを妨げてはなりません。

「その状況であなた個人にとって最悪なことは何でしたか？」という質問が、反応段階でほとんどの話し合いのきっかけを作ってくれるものです。

また、

「○○さんが自ら命を絶ったと知った時に、あなたは何についてもっとも悩みましたか？」

「何がいちばん強い苦痛を与えましたか？」

「今でも気になっていることは何ですか?」

といった質問も、反応を引き出すのに役立ちます。

この時点では話し合いは自由に進んでいきます。話したい人が、自由に話すことができます。黙っていたければ、そうして構いません。話し合いの順序もありません。着席している順に意見を述べていくのは事実段階と思考段階だけです。反応段階では、話したければ、全員に意見を述べる機会があるのです。

初めのうちは話し合いがあまり活発ではないかもしれません。これは参加者が自分の感情に必死で取り組んでいる証拠でもあります。誰かが口火を切ると、他の参加者も恐怖、怒り、悲しみといった感情を次々に話し始めるでしょう。それを待っていればよいのです。

この間、ディブリーフィングのリーダーやピア・スタッフは、ひどく動揺している人は誰か注意深く見守っている必要があります。(そのような人に対しては、ディブリーフィング後に、個別に働きかけることを忘れてはなりません。)言語的に表現された内容ばかりでなく、行動や表情の変化に対しても注意を怠らないで下さい。

⑤**症状**

「症状」段階では、感情的な内容に満ちた「反応」段階から、より認知面での指向性の強い領域へと、グループを移していきます。

参加者が同僚の自殺という事態に直面したときに経験した認知、身体、感情、行動などの面に現れた体験について話してもらうように働きかけます。

「遺体を運んだ後、眠れなくて困ります」

「食欲がすっかりなくなってしまいました。でも、食べなければ体力が落ちるので、無理して食べています」

「同僚がふと職場にいるのではないかという気持ちがいまだに湧いてきます」

などと誰かが何らかの症状について語り始めると、「私もそうだ」という話題が次々に出てくるものです。

しかし、どうしてもなかなか発言のきっかけがなければ、ディブリーファーはストレスに関連した症状をいくつか例に挙げるという方法もあります。

たとえば、手が震える、決断が下せない、極端に口数が減る、怒りに駆られるなどといった症状です。

以前に行ったディブリーフィングでの実例を話してから始めるのもよい方法です。

「この間ある所で、今日のような集まりをしました。すると、その後しばらくの間、眠れない、食欲がないなどと話してくれた人がいましたが、みなさんはどうですか？」

などと問いかけるのです。

症状が出ているのは自分だけで、それは異常な症状だと思い込んでいるために、なかなか参加者が口を開こうとしないこともあります。このような不安のために参加者が話そうとしないのだと気づいたならば、少し角度を変えて質問してもよいでしょう。

たとえば、ある兆候や症状があるかどうか参加者全員に手を挙げてもらうなどというやり方があります。まず、ごく一般的なストレス反応について取り上げて、それを説明した後に、その症状があるかどうか手を挙げてもらうのです。その反応を経験した人が参加者の中に何人かいる可能性が高いので、数人の手が挙るはずです。

同じようにいくつかの質問をすると、参加者の気持ちは和らいでいき、今度は手を挙げてもらわなくても、さらに情報を得るための質問ができるようになります。

⑥教育

「教育」段階は反応段階と密接に関連しています。症状段階で解説したいくつかの症状を指摘し、このような症状は緊急事態後に予想される典型的な正常な反応であることを参加者に理解してもらいながら、教育段階を進めていきます。

一一五ページで解説したリーフレット（表3）を配っておいて、当然起こり得る反応について、それを説明しながら、解説していくという方法もよいでしょう。実際に私もそのような方法を活用しています。

また、反応段階で、特定の病気について参加者の話題が集中していたら、それについての解説を主に取り上げることもできます。たとえば、故人がうつ病で治療を受けていたといったことが話し合われていたら、うつ病の症状や治療法などを専門家の立場から解説することは説得力があります。

アルコール依存症について参加者の関心が高まっていたら、それを取り上げてもよいのです。このろの病について一般の人はほとんど知りません。何か恐ろしいことだと固く信じ込んでいます。今では適切な治療を受けさえすれば回復できるのであって、問題を放置しておくことこそが危険であるという点を強調していきます。

また、同僚が自殺したという状況では、参加者もその話題について非常に関心が高まっています。自殺予防に関する教育も、その場にふさわしいと判断されれば、実施します。

何も起きていないときにこの種の教育をしても、あまり効果が上がらないものですが、このような状況では、参加者は非常に熱心に耳を傾けてくれます。緊急事態は、危機的な状況であるとともに、絶好の教育の機会でもあるのです。

教育段階では、一般的に経験する典型的な苦悩の症状、まだ現れていないものの、将来現れる可能性のある症状について解説し、その対処法についても説明しておきます。

再適応に必要な手順として、食事、運動、休養、家族との会話、職場で注意すべきことなど具体的な指示も与えます。

教育段階では認知面でのアプローチに重点を置きます。反応段階で取り上げた感情の領域から、参加者を徐々に引き離していき、認知の領域へと戻していくのです。

なお、ディブリーフィングの教育段階には限界がある点も認識しておいてください。瞑想、リラクゼーション、認知再構築法といったどちらかというと複雑な技法を教えるのは、この段階では適切ではありませんし、十分な時間もありません。こういった技法は他のストレス軽減の機会に学ぶのであって、ディブリーフィングの際にはより簡便ですぐに実施できる比較的単純なストレスマネジメントを学ぶことが肝心です。

⑦再入

ディブリーフィングの最後の段階は「再入」段階です。これまで話し合った出来事を整理し、質問に答え、参加者を通常の生活へと戻していく段階です。

参加者に質問があれば、何でも尋ねてもらって、それに答えます。保証を与えたり必要な情報を提供することも大切です。参加者が抱いていると考えられるのに、誰も話題にしていない感情についても取り上げたり、適切なパンフレットを配ったりします（状況に応じて、うつ病、アルコール依存症などの症状や治療法を簡単にまとめたパンフレットを用意しておいて、参加者に渡したりします）。

最後に、ディブリーフィングに参加した感想や、何か言い残したことがあれば、何でも述べてもらうことにします。参加者からディブリーフィングに関して、「参加してよかった」「何かを学ぶことができた」「自分だけが悩んでいるのではないとわかった」といった肯定的な言葉が出てくれば幸いです。

なお、ここで、個別に相談を希望している人にはその機会も用意していることを伝えておきます。その具体的な場所や時間も伝えます。

そして、ディブリーフィングのリーダーやピア・スタッフが最後にまとめの言葉を述べます。まとめのコメントはディブリーファーの心の底から出たものです。尊敬、激励、理解、援助、感謝、支持の言葉であることが一般的です。

また、同僚の自殺という悲劇から目をそむけずに、それに直視しようとした参加者の真摯な態度をたたえるようなコメントを私は必ず付け加えます。そして、最後に次のように締めくくります。

「今日は○○さんから多くのことを教えてもらいました。それでは、○○さんの冥福を祈って、一分間の黙祷をして、今日の会を終えたいと思います」

JCLS 88002-161

ディブリーフィング後の活動

なお、単に一度のディブリーフィングを終えただけでは、すべてが達成できるわけではありません。それだけで終えてしまったら、ディブリーファーの自己満足に過ぎないでしょう。その後の活動がディブリーフィングの効果にかかってくるといっても過言ではありません。

フォローアップ

ディブリーフィングに関して一般的に抱かれている誤解として、ディブリーフィングですべてが成し遂げられると広く信じられている点です。ディブリーフィングは治療というよりもむしろ予防的な意味で実施します。これは治療というよりは、評価やスクリーニングのための一手段なのです。この事実を認識していないと、ディブリーフィングが万能で、それですべてが解決するといった過ちを犯したり、逆にディブリーフィングは悪影響しかもたらさないといった誤解も生じるのです。さて、きちんとしたフォローアップのないディブリーフィングはディブリーフィングとは呼べません。

ディブリーフィングに参加したグループが解散する前に、チームのメンバーは、ディブリーフィングの最中に強い不安や焦燥感を示していた人の元に行きます。また、ディブリーフィング中に押し黙っていた人にも接触を図ります。仲間からのわずかな励ましの言葉だけで十分な人もいるでしょうし、専門的な長期にわたる治療に紹介する必要がある人もいるのです。

ほとんどの場合、ピア・スタッフが、ごく短時間様子を見に行ったり、電話をかけることによって、苦痛に満ちた人を援助できます。そのように接触することが参加者にとって有益であると判断された場合には、苦痛に満ちた参加者とピア・スタッフの間で話しあい、電話番号や住所を交換しておくというのもよい方法です。

なお、ミッチェルらが提唱したディブリーフィングでは、その直後に軽食（果物や野菜）と飲物（アルコールやカフェインを含まないソフトドリンク）が用意されています。参加者がすぐにその場を離れないで、しばらく、軽食や飲物をとることでディブリーフィング・チームのメンバーと参加者の交流を深めることができるからです。

また、精神保健の専門家がしばしば参加者の中の一人か二人に別室で個別に会うように求められることもあります。このような追加のセッションだけで十分な人もいれば、専門的な治療への紹介が必要になる人もいます。

ディブリーフィング後のミィーティング

ディブリーフィング後に、メンバー同士が集まってミィーティングを必ず開きます。ディブリーファーのためのディブリーフィング（debriefing for debriefers）などとも呼ばれています。これは実施したばかりのディブリーフィングの反省点を検討するばかりでなく、ディブリーフィング・チームのメンバーのこころのバランスを保つという意味でも重要です。ディブリーフィング後のミィーティングでは以下のようないくつかの重要な課題があります。

- ディブリーフィングで何を行ったか検討します。メンバーはディブリーフィングの過程をさらに学び、ある時点でなぜある決定が下されたかを知り、なぜ参加者がある質問をしたのか理解できます。
- 個々のメンバーに特定のフォローアップの課題を割り当てます。誰がどの参加者のフォローアップをするかという点について混乱が生じてはなりません。
- ディブリーフィングを今終えたばかりのチームのメンバーに十分な仕事をしたという保証を与えます。今や、ディブリーフィングを行った者に対して、ディブリーフィングを行う時なのです。ディブリーフィングが行われるたびにこのようにしておかないと、心理的に圧倒されたままチームが解散し、メンバーが帰宅することになってしまうかもしれないのです。そのようなことがあまりにもしばしば起きると、ディブリーフィング・チームは貴重なメンバーを失ってしまうかもしれません。

このミィーティングでもっとも重要なのは、ディブリーフィングを実施した者のためのディブリーフィングなのです。その過程は正式なものでもなければ、構造化されたものでもありません。自発的に始まり、自然な流れの中で行われます。ディブリーフィングを終わった後に、帰途の飛行機の中とか、出発を待っている間の喫茶店で行われる会話でもよいのです。

ディブリーフィングに対する批判について

ディブリーフィングに関してさまざまな批判があることを私自身も承知しています。すなわち、他者の自殺をはじめとする緊急事態を体験した直後に、その感情を語らせることがかえってこころの傷を深くさせてしまうといった批判です。

また、ディブリーフィングを実施したところで、その後、うつ病やPTSDの発生率を下げることに成功していないという批判もあります。

JCLS 88002-161

当然のことながら、ディブリーフィングはけっして万能ではありません。しかし、その効用と限界を十分に理解して実施すれば、グループを対象とした介入技法として十分に活用できるものなのです。

ディブリーフィングはあくまでもファースト・エイドであって、精神科治療の代替品ではないことを理解しておく必要があります。また、ハイリスクの人を発見し、適切な治療に導入することもディブリーフィングの目的です。さらに、緊急事態に遭遇した際のストレスにどのように対処するかという絶好の教育の場にすることもできるのです。

ミッチェルらはディブリーフィングが失敗に終わる状況として次のように述べています。

①原法をあまりにも頑なに守り、柔軟性に欠ける。
②何に対してもディブリーフィングを適応する。
③心理的構造を活用しない。
④逆転移の処理に失敗する。
⑤基本原則を守らない。
- 十分訓練されていないメンバーがディブリーフィングを行う。
- チームに精神保健の専門家を含めない。
- ピア・スタッフを十分に活用しない。

● ディブリーフィングの準備が十分にできていない。
● 実施前に方針を検討するミーティングを開かない。
● ディブリーフィング過程に従わずに、大幅に変更してしまう。
● あまりにも多くの助言を与えたり、参加者との論争に陥る。
● 実施前に緊急事態について十分に把握していない。
● 親しすぎる人に対してディブリーフィングを行う。
● 緊急事態に直接関与している人がディブリーフィングを実施する。
● 個人的な問題を抱えている人がディブリーフィングを実施する。
● ディブリーフィング中に自らの感情を表現している人の言葉をさえぎる。
● 最初の説明が不十分である。
● 教育やまとめについての解説が不十分になる。
● 秘密を守るという約束を破る。
● 十分なフォローアップを行わない。
● ディブリーファーがディブリーフィングの限界を十分に理解していない。万能感にあふれすぎている。
● ディブリーフィングを過小にしか使用しない、あるいは過剰に使用する。

●ディブリーフィング後にミィーティングを行わない。

まとめ

本章では、自殺が起きてしまった状況で、グループに対する働きかけについて取り上げてきました。自殺の後に遺族がもっとも影響を受けることは当然ですが、同じ職場で働いてきた仲間も深刻な影響を受けることは明らかです。そこで、適切なケアを実施する必要性が生じてくるのです。その際の基本的な原則をまず解説し、それからより専門的なディブリーフィングに焦点を当ててきました。

まず、ディブリーフィングが真に必要かどうか慎重に評価して、他に効果的な介入法がないかどうか決断を下さなければなりません。また、適切な実施時期やその対象についても十分に検討しておきます。効果的にディブリーフィングを実施したいと考えている人は、適切な訓練を受けて、この介入法を有効に実施する必要があるのです。

また、ディブリーフィングはかえって悪影響をもたらすとの主張が一部にありますが、これは誤解に基づいています。ディブリーフィングとは、緊急事態におけるファースト・エイドであって、根本的な治療法でもなければ、専門的な治療の代替品でもないのです。あくまでも、緊急事態に直面して、苦悩に満ちている人に対する緊急避難的な介入法なのです。基本的なストレスマネジメントの方法を教育しますが、それだけでPTSDをはじめとするすべてのこころの病の発病を予防できるなどと考えているわけではないのです。

むしろ、ディブリーフィングを通じてハイリスクの人を早期の段階で発見して、専門的な治療に結びつけることが肝心です。また、専門的な治療までは必要ない人にとっても、緊急事態を経験した後に抱えている悩みを少しでも和らげるにはどうしたらよいかを教育する絶好の機会ととらえることも可能なのです。

このようにディブリーフィングの効果と限界を十分に承知したうえで、この技法を実施する必要があることをもう一度強調しておきます。

JCLS 88002-161

第4章　自助グループ

さて、自助グループの活動についてもぜひ取り上げておかなければなりません。今ではさまざまな問題に対して自助グループが生まれています。うつ病、統合失調症、アルコール依存症にかかっている人の自助グループもあれば、その家族を支えるグループもあります。

ところが、わが国では自殺に対するタブーがいまだに強いために、遺された人々が互いに支えあおうという動きがなかなか出てこなかったのです。

大切な人を自殺で失った遺族が私のところに相談に来ます。しばらくして、精神科治療によって状態が改善したと実感した人に対して、その経験を自分だけのものにしないで、同じ悩みを抱えている人と分かち合ってはどうかと持ちかけてみたことが一度ならずあります。

しかし、おしなべて、その反応は

「これは家族だけの問題です。先生だから相談に来たのです。他の方に話したところで、わかってもらえるはずがありません」

というものでした。

最近でこそ、わが国も少しずつ、自殺によって遺された人々が、自助グループを作って互いに支えあおうという動きが生まれてきましたが、まだようやくその芽が出始めたといったところでしょうか。あしなが育英会の自殺遺児の皆さんの活動などがようやく始まったところです。

米国における自助グループ

さて、自殺の後に遺された人々だけでなく、すべての分野で自助グループの活動が活発な米国の様子を私が見聞きした範囲で伝えてみましょう。

私はアメリカ自殺予防学会（American Association of Suicidology：ＡＡＳ）の会員です。この学会には、精神科医、看護師、臨床心理士、ソーシャルワーカーといった精神保健の専門家ばかりでなく、社会学者、法律家、電話相談のボランティア、教育者、聖職者、ジャーナリストなども参加しています。

そして、精神的に強い絆があった人の自殺を経験した人々も重要なメンバーです。彼らは自らをサバイバー（survivor）と呼んでいます。

JCLS 88002-161

最初にサバイバーという言葉を耳にしたときに、自殺を図ったものの幸い救命された人自身を指すのかと私は思いました。そのような人も含まれるのですが、むしろ精神的に強い絆のあった人を自殺で失った人のことを指しているのです。

サバイバーの自助グループの原点は、家族や恋人や親友が自殺するといった苦痛に満ちた体験をした人々が、自分の経験を通じて、同じような問題を抱えた人々の助けになろうということなのです。

彼らは政府や行政機関が動いてくれるのを待っているわけではありません。まず、自分たちのできる範囲で、「今、ここで」何ができるか、草の根の運動を展開しています。そのような前向きの態度には、いかにも米国らしい力強さを感じるのは私だけではないでしょう。

実際に自助グループを運営している人の例を挙げてみましょう。オレゴン州ウエスト・リンに住むバージニア・ベンダーさんは六〇代の女性です。小柄で太ったベンダーさんは、優しいアメリカのお婆さんのイメージそのままの人です。

一九九八年にシアトルで開かれたサバイバーの大会に出席した時に私はベンダーさんと知り合い、それ以来、AASの例会に出席するたびに声を掛け合っています。

彼女はかつて一九歳の娘を自殺で亡くしています。娘の死をなんとか乗り越えるまでには、さまざまな苦しみがありました。娘を救えなかったことで自分を責め、自殺の原因は自分にあったのではないかとさえ考えました。自らも娘の後を追うことさえ頭をかすめたそうです。

もちろん、今でもしばしば娘のことを思い出します。しかし、最近になって、娘に対する愛情が深ければ深いほど、その苦しみも悲しみも強いのだという点に気づき、ようやく死を受け入れられるようになってきたそうです。

ベンダーさんは自分と同じように愛する人を自殺で失った人々の支えになろうと努力してきました。ボランティアで、誰からの援助も受けずに、まず自分でできることは何かと考えたのです。

そして、パソコンを習って、小冊子を作りました。その中には、自殺の危険の高い人の特徴をベンダーさんなりに理解し、やさしい言葉で解説したものが書いてあります。そして、自助グループの会合の日取りも入れておきました。その小冊子をコピーして、何部か作りました。

それを地元の新聞社に送ったのです。病院、警察著、葬儀場、コミュニティー・センターにもその小冊子を置いてきました。

小冊子には、自殺の後に遺された人々が経験するこころの動きについて誰にでもわかりやすい言葉で書かれています。そして、愛する人の自殺について悩んでいる人が、その気持ちを誰かに打ち明けたいと考えているのならば、いつでも電話をしてきてほしいと、自宅の電話番号も小冊子に載せてあります。

また、定期的に自宅を開放し、愛する人が自殺したことによって悩んでいる人々のための自助グループを開いています。

ベンダーさんは自助グループの活動は、あくまでも良き隣人の範囲を超えてはならないと考えています。どれほど苦しい思いをしたかを、同じような経験のある人々に聞いてもらうのが最も大切だと彼女は考えているのです。

グループに参加するのは各人の自由ですが、明らかにうつ病にかかっていて、治療が必要な人には、まず治療を受けることを助言しています。もちろん、治療を受けながら、担当医の助言のもとで、それと並行して自助グループに参加したいという人には、参加してもらっています。

なお、この自助グループはあくまでも、同じように、愛する人を自殺で失った人々が互いに支え合うためのグループであって、専門家に同席してもらうことは原則的にはしないそうです。時々、地元の専門家を招いて、お茶を飲みながら、こころの病や自殺予防について話を聞くことはあっても、あくまでも活動の主体はサバイバー自身なのです。

ベンダーさんは、自助グループの長所について次のように考えています。専門家は専門家として、その意見は貴重ですが、やはり、専門家と素人の対話というのは、縦の対話になりかねないというのです。

貴重な知識や意見に裏打ちされているのでしょうが、「私の苦しみを同じように経験したわけではない」という気持ちも正直なところ、遺された人々の心の中にはいつも浮かんできてしまいます。

そこへいくと、「私も息子が自殺した直後の気持ちはあなたと同じだった」というように、同様の体験をした人からの話や助言は、素直に耳に入ってきますし、この場ならば、一切包み隠さずにありのままの感情を表現しても、大声で訴えても、涙を流してもかまわないのだという気持ちになれます。

いつでもどのように感情を表してもよいし、涙を流してもよいということを示すかのように、集会の際には出席者の輪の真ん中にティッシュ・ペーパーの箱が置かれています。

専門家との対話が縦のコミュニケーションだとすると、同じような経験をした者同士の対話は横のコミュニケーションで、平等の対話が成り立つというのです。もちろん、専門家ではないということの限界をいつも念頭に置きながら、活動を続けています。

このような草の根の活動をしているグループはアメリカ各地にあります。そして、ＡＡＳの非常に大きな一角を占める重要なメンバーとなっています。

自助グループの組織化

次にワイロック夫妻を紹介しましょう。おふたりは七〇歳代の御夫婦ですが、娘さんを自殺で亡くしました。彼女は研修医になったばかりで、一家の期待の星でした。その人が二〇代後半で自殺し、この世を去ったのです。精神的なショックで、ワイロック夫妻は二度と立ち直れないと思った時期もあったそうです。

しかし、自分たちと同じように苦しい体験をしている人々がアメリカ中に、いや全世界に数多くいるのではないかと思い立ち、自殺予防のための全国組織SPAN（Suicide Prevention Advocacy Network）を作りました。さらに、運動を推し進めて、サバイバーのグループを全国組織化していったのです。

SPANが設立された目的は、自殺が非常に深刻な問題であることを一般の人々に啓発し、自殺を経験した遺族、医療の専門家、政府との連帯を図り、自殺予防についての研究・実践を進めることでした。

ワイロック氏がかつてワシントンでロビイストとして働いていたこともあって、首都には氏の人脈が広く張り巡らされていました。自身も子供を自殺で亡くした上院議員からも協力を取り付けることに成功しました。SPANは結局、議会を動かすまでになり、自殺予防のための実態調査や啓発活動をする法案まで通したのです。

この話を最初に聞いたときに私はいかにも米国らしい動きだと、つくづく感心したものです。行政機関や政府の動きを待つのではなく、問題に気づいたならば、まず自分たちにできることは何かと彼らは考えます。さらに、同じような活動をしている人々と連帯し、議会や政府を動かそうとさえするのです。

「臭いものには蓋」というのがわが国の一般的な態度であるとするならば、「問題を見つけたら、それに目をつぶるのではなく、自力でできるところから解決策を模索する」といったあたりに米国の力強さを感じます。

自助グループに参加すべきか

私自身、ある自助グループにオブザーバーとして一定期間参加していた経験があります。私はあくまでもオブザーバーで、話し合いの輪を外からじっと眺めていました。

毎回、会が始まるときに、参加者が自己紹介しますので、私も精神科医であることを述べました。そのために、時々、参加者から質問が出ることもありましたが、原則的には、私は皆さんの話し合いを邪魔しないで、その動きをじっと見守っていました。

その会の目的は、死別の悩みや苦しみを分かち合うためのものでした。したがって、愛する人を、病気、事故、自殺で亡くした人と参加者の経験はそれぞれに異なっていました。ほとんどの参加者は家族を病気で亡くした人でした。その中に時々、事故や自殺で家族を失った人が加わるといった感じでした。

JCLS 88002-161

私の素朴な感想は、やはり体験をある程度共有できるような均一なグループにしないと、なかなか率直な意見が交わせないのではないかというものでした。それほど、自殺で愛する人を亡くした人の精神的な打撃はあまりにも過酷なのです。

「実は私は夫を自殺で亡くしました」の一言で、それまでさまざまな意見を述べていた人がさっと口を閉ざしてしまうという雰囲気に包まれてしまうことが再三でした。それほど、自殺のもたらす影響は強いものですし、それについて率直に語ることに強い抵抗感も覚えてしまうのでしょう。

愛する人を病気で失った人同士ならば、率直に話し合うことができたとしても、そこに事故や自殺で大切な人を亡くした人が入ると、なかなか率直な感情を表現したり、体験を分かち合うというところまでいかないような印象を私は抱いたのです。これでは、自助グループがもたらしてくれる効果を期待することもできません。

できれば、同じような体験をした人同士が集まるグループに参加できるのが望ましいと思います。なお、どのグループがよいかと尋ねられるのですが、自宅から比較的近い、参加するのにあまりにも多くのエネルギーを費やさなくても済む所でグループを探してください。

私がオブザーバーとして参加していた会は東京で開かれていましたが、ある時、長野県からご主人を自殺で失ったばかりの女性が参加しました。明らかに重症の死別反応をきたしていて、遠くからやって来て自助グループに参加できる状態ではなく、地元できちんと治療を受ける必要がある方でした。

どこに行けば自分に適した自助グループがあるのかと言うのもなかなか難しい問題です。各都道府県に設置されている精神保健福祉センターでも、医療機関となると、正確な情報を持っていても、自助グループについてまでデータのある所は必ずしも多くはないようです。また、インターネット上で支えあっているグループもあるので、コンピュータが得意な人はそのあたりから探してみるのもよいでしょう。

さて、自助グループに参加することで、多くの支えを得られる方もいるでしょうが、それが万能ではありません。きちんと限界も承知しておくことが、グループを組織する人の責任でもあるでしょう。

誰にでも同じようにぴったりと合う自助グループがあるわけではありません。あくまでもそのグループが自分に合っているかどうかよく考えたうえで、参加してください。自助グループに参加するだけで立ち直れる人もいれば、むしろ、本格的な精神科治療でなければ、かえって深刻な影響を受けてしまう人もいるのです。

また、最初からすぐに自助グループに参加するという必要もありません。自分と同じような経験をした人の話を聞いてみようというこころの準備ができてから参加しても、けっして遅くはありません。すでに精神科医のもとを受診しているのならば、自助グループに参加することに関して担当医に助言を求めてください。

なお、本格的に自助グループに関わるかどうか決める前に、そのようなグループに試しに参加してみて、その雰囲気を味わってみるのもよいと思います。

一度参加して、あまりにもリーダー格の人が強い発言力を持っているといったことに抵抗感を覚えるのならば、数回参加したうえで、そのまま続けるかどうかよく考えてみるとよいでしょう。あくまでも自主的な参加なのですから、強い抵抗感を覚えながら、無理して参加し続ける必要はありません。一度参加して、それなりに何か得ることがあったと感じたら、継続的に参加したらよいのです。

また、最初から発言する必要はありません。よく話をする他の参加者に引っ張られて、ついつい初回から話しすぎてしまい、会が終わった後に、ひどく落ち込んだと感じる人もいます。初めのうちは黙って他のメンバーの話を聞いているだけでも十分なのです。そして、こころの準備ができて、自分も話をしてみようと自然に思えるようになったら、口を開いてください。

必要があれば、今は精神科治療も並行して受けるようにと、適切な助言をしてくれるようなグループであることが望ましいと思います。反対に、自分の体験を最初から押しつけてくるような雰囲気があるグループは、立ち直りを妨げこそすれ、助けてくれることにはならないと判断すべきです。

なお、自助グループは、あくまでも自主的な活動であるはずです。わずかな会場費とかお茶代を集めることはあるかもしれませんが、治療費と見まがうような料金を請求されたり、高額な本や資料を買うように言ってくる所は、参加を取りやめてください。また、特定の信仰を押し付けてくるようなグループも当然のことながら論外です。

精神療法家もサバイバー

少し話は脱線してしまいますが、精神科医や臨床心理士といった治療にあたる側の人間もまたサバイバーであるという視点を考えてみたことがあるでしょうか。

ＡＡＳでは、自殺の危険の高い人の治療に当たる専門家もサバイバーとしてとらえる動きがあります。米国では、精神科医や臨床心理士ばかりでなく、看護師、ソーシャルワーカー、聖職者などもカウンセリングや心理療法を実施しています。

そして、何とか患者さんを助けようと日々努力しているのですが、必ずしもそれが実を結ばずに、自殺が起きてしまうこともあります。（治療者の立場によって、呼び方が異なってくるのは承知していますが、以下、精神療法家と患者に統一しておきます。）

さて、サバイバーは家族や恋人や友人である場合がほとんどなのですが、何らかの形で精神科医療に従事する人の多くもまたサバイバーであるのです。

どれほどの努力を払って治療にあたっていたとしても、患者さんを自殺で失うことがあり、大きな精神的な打撃を受けるからです。そこで、ＡＡＳでは患者さんの自殺を経験した精神科医療従事者のために、有志が自助グループを作り、活動を続けてきました。

精神療法家のための自助グループの始まり

一九九六年に開催されたＡＡＳの例会のプログラムに、患者さんを自殺で失ったことのある精神療法家が集まって、その体験を分かち合う会を開こうという呼びかけがありました。最初の会を開き、その後も一貫してこの活動の中心的な役割を果たしているのは、家族療法を専門にしているジュディー・ミード先生です。

彼女は一九八八年からバージニア州タイソンコーナーで開業しています。開業して間もなくの一九九一年夏の深夜に受けた電話を今でもありありと覚えているそうです。患者さんの自殺の第一報が入ったのです。

「受け持ち患者が自殺するのではないかと私はいつも不安でした。そして、それが突然、現実のものになってしまったのです」

と、ミード先生は述べています。患者さんの自殺は専門家としても一個人としても、非常に強い衝撃をもたらします。精神療法家としての自分の能力さえ疑い、すっかり自信をなくしてしまいました。同僚と会うことさえ恥ずかしく感じ、そして、自分を責めたとミード先生は語りました。

このような経験をするのは彼女一人ではありません。精神療法家の九七パーセントが患者さんに自殺されるのではないかと不安を感じながら診療にあたっているという報告があります。

最近では毎年米国で約三万件の自殺が生じていますが、そのうちの約五千人は何らかの精神科治療を受けていたと言われています。同時に複数の専門家から治療を受けている患者さんもいることを考えると、患者さんの自殺によって心理的な打撃を受ける精神療法家の数は毎年五千人から一万五千人に上るという推定もあります。

したがって、これは他人事ではないのです。まさに、精神科医療従事者には二種類あり、患者さんに自殺されたことのある者と、これから自殺される者であるのです。

死別をめぐる問題

患者さんが自殺した場合に精神療法家は深刻な心理的な打撃を受けます。それは、専門家としてのものと、個人的なものがあります。

精神療法家と患者さんの間には長期にわたる信頼関係が育まれている場合も多いため、患者さんの自殺に対する精神療法家の反応は、親しかった知人が自殺した場合の反応とそれほど大きく変わるものではないのです。治療者は自責感、不安、悲嘆、苦悩、怒り、焦燥、といった複雑な感情に圧倒されてしまいます。

アメリカ精神保健カウンセラー協会会長であり、モンタナ州ビリングズの精神保健センター所長のボブ・ボッコ先生は、二十数年間におよぶ臨床経験において六人の患者さんを自殺で失った経験について語っています。

「いろいろな点で精神療法家と患者さんとの間にはとても深い結びつきがあります。両者の絆が独特の形で強ければ強いほど、たとえ患者さんの自殺の危険が非常に高いと予想されていた場合であっても、実際に患者さんが自殺したという事態に対してほとんどこころの準備ができていないのです。そして、患者さんが自殺したという報せを受けると、すっかり動転してしまうのです。自殺が起きるかもしれないというサインに気づいていなかった場合には、それに対処するのはさらに難しくなってしまうでしょう」

また、カリフォルニアの学校カウンセラーは、十四歳の生徒を自殺で失いました。

「その生徒の状態は少しずつよい方向に向かっていると思っていただけに、自殺の報せには頭が真っ白になってしまいました」

と、彼女は述べました。その日は他の生徒のカウンセリングがあったので、自分の仕事を夢中になってこなしたそうです。しかし、一日が終わると、心身ともにすっかり疲れ果ててしまったのですが、眠れませんでした。それでも、翌日はまた仕事に戻ったものの、とてもカウンセリングをするどころの状態ではなかったそうです。

葬式に行くべきかどうかというのも難しい問題でした。結局、このカウンセラーは自殺した生徒の葬儀に参列しました。彼女はその時の体験を次のように語っています。

「私はすっかり取り乱していました。あまりにも一度にいろいろな感情が襲ってきたのです。とても悲しかったというのが正直な気持ちです。

でもそればかりでなく、自分自身を責めていました。なぜ、生徒が追い詰められていることに気づかなかったのだろうか、あの時、こうすれば自殺は起きなかったのではないかなどとあれこれ考えていました。

同時に、亡くなった生徒に対するやり場のない怒りさえ芽生えてきて、そのためにかえって自分自身を責める気持ちが強くなっていったのです。もうすぐ冬が来るという肌寒い日でしたが、その子を墓場に一人で置いていくのが可哀相でなりませんでした。

お葬式の後、私はその生徒の死をいつも思い浮べていました。ふと、校庭にその子の姿を見たように思ったことさえあります。大人には思いつかないような何かがきっと他の生徒たちの間にも起きていたのではないかという疑問も浮かびました。それから一年以上経っても、今でも私はこの生徒のことを思い出して、悲しみは消えることがありません」

患者さんの自殺に対処する

精神療法家は患者さんや家族のケアについて常に配慮しているのに、いざ、自分が同様の問題を抱えたときにどのように対処したらよいかという点についてはほとんどこころの備えができていません。いわば「紺屋の白袴」といった状態です。

患者さんの自殺という悲劇が起きた時に、自分の感情に適切に向き合うだけのこころの準備も周囲からのサポートも十分に得られないのです。まして、この種の問題について適切な訓練も受けていないし、誰に相談したらよいかもわからないのです。

AASでの話し合いでは、患者さんの自殺に直面した精神療法家は次のような点に配慮すべきだと指摘されました。

①自分自身の持っているサポート・システムを活用する。

②信頼できる同僚、スーパーバイザー、家族、友人に、この経験やそれに伴う感情について話を聞いてもらい、感情を率直に表現する機会を得る。

③自分の身の上に起きている身体的・精神的な変化に十分に注意を払う。
④同じように患者さんの自殺を経験したことのある人と話をする。
⑤患者さんを自殺で失った他の精神療法家について報告された文献を読む。
⑥ひどく感情的に混乱している場合は、しばらく休暇をとる。
⑦ある程度時間が経って、感情的な混乱がおさまった段階で、信頼できる専門家に助言を求める。自殺した患者さんの治療経過について振り返り、今後この種の悲劇を再び起こさないようにするにはどうすればよいか検討する。
⑧患者さんの自殺に直面して、精神療法家自身も混乱した感情や複雑な死別反応に見舞われたり、極端な場合は不安障害、うつ病、心的外傷後ストレス障害（ＰＴＳＤ）になる可能性さえある。必要ならば、たとえ自分が精神保健の専門家であっても、他の専門家の治療を受けるようにする。

精神療法家が自らの専門家としての能力に疑問を感ずると、死別の反応や悲嘆の過程はさらに複雑なものとなってしまいます。自分の能力に限界を感じたり、恥辱感や自責感といった強烈な感情に揺さ振られてしまうのです。専門家としての自尊心さえも揺らぎかねないので、適切な対応をする必要があるのです。

JCLS 88002-161

患者さんの自殺を経験した精神療法家に対してただちに危機介入を実施している機関も米国ではあります。前述したバッコ先生は次のように説明しました。

「スタッフ全員がすぐに、患者さんに自殺された精神療法家のまわりに集まることにしています。そして、皆が協力して、自分の感情を率直に表現できるようにするのです。私たちが最初にするのは、次のような質問を自分自身にすることです。何かを見落としてはいなかっただろうか？　このような事態を予想していただろうか？　どこで大きな過ちをしたのだろうか？　こういった事態が起きる可能性を十分に把握していただろうか？　今、どのような感情に襲われているだろうか？　そして、全員で本人を心理的にサポートしていく態勢も整えていきます」。

これは患者さんに自殺された人を非難するのが目的ではありません。患者さんの自殺という悲劇が不幸に起きてしまったときには、そこからできるかぎりのことを学び、同じような悲劇を繰り返さないようにするという決意の表れでもあるのです。

精神療法家は答の出ていない問題や、答の出せない問題とある程度の段階で折り合いをつける必要がありますし、十分に準備された危機介入の計画によってこの危機的状況とより効果的に対処することもできます。

どんなに注意していても、不幸にして患者さんの自殺が起きてしまった場合には、このような対策をどのようにして実行に移すか、前もって職場の同僚達と討論しておく必要もあります。

なお、経験豊富な精神療法家であっても、定期的にグループや個人でスーパービジョンを受けることなどは、治療の客観性を保つうえで重要です。

さらに、自殺の危険の高い患者さんの診断や治療について十分に記録しておくとともに、問題が持ち上がったときに適切な助言を同僚や先輩から受けておくことも重要です。

家族からの非難

さて、妹を自殺で失った経験を乗り越えて、臨床心理士になった人が、自らの体験を語ってくれたこともあります。当時、彼女はどうして妹が自殺したのか理解したくて、主治医である精神科医に連絡を取り、話を聞こうとしたのですが、精神科医は詳しい話をしてはくれませんでした。当時を振り返って、彼女は次のように話しています。

「その精神科医は何も説明してくれようとはしませんでした。説明できないという法律的・倫理的な理由についてさえも打ち明けてくれなかったのです。その態度に家族は本当に怒りを覚えました。そして、妹が自殺したのはすべてその精神科医の責任にされてしまいました」

こういった反応はめずらしいものではありません。患者さんが亡くなった後にも守秘義務は続くという法律的な解釈もありますし、とくに米国では訴訟が起こされることを恐れて治療経過について口を閉ざしてしまう精神療法家も少なくないそうです。その結果、精神療法家は家族からの怒りを向けられる対象になってしまいかねないのです。

その後、この女性は臨床心理士になることを決意しましたが、そのためには、妹の自殺という複雑な悲嘆を乗り越えなければなりませんでした。

臨床心理士の研修を受けるようになって、ようやく主治医が妹の自殺について詳しく語ろうとしなかった法的・倫理的な理由が少し理解できるようになったとも話していました。

「今では、その精神科医の態度はある程度理解できます。妹が自殺してしまっても、その先生は妹のために守秘義務に忠実であろうとしていたのかもしれません」

自殺で家族を失った遺族が、心理的な外傷体験を克服していくために精神療法家は次のような点に配慮することも助言されています。

①自殺を経験した遺族の自助グループに紹介する。
②恥辱感や偏見を晴らすように働きかける。
③自殺が起きたときの死別の過程について解説した読み物を紹介する。
④いのちの電話のような相談機関の電話番号を教える。
⑤状況が許せば、葬儀に参列する（ただし、かならず事前に家族に了承を取る）。

⑥定期的に遺族に連絡を取る。亡くなった患者を精神療法家がいつまでも心にとどめていることを家族に伝える。

⑦あまりにも深刻な死別反応を呈している場合は、（自分以外の）専門家の治療を受けるように助言する。

さて、前述したミード先生は患者の自殺を初めて経験した後、自殺の危険の高い患者に対する対応が明らかに変わったとも話しています。

「私は患者さんが自殺するかもしれないという問題に以前よりもとても敏感になりました。しかし、この問題に対して慎重すぎるということはないのです。自殺する危険があると注意を払って、実際には自殺しなかったことよりも、自殺しないと判断して、実際に自殺されてしまうほうがよほど深刻なのです」

なお、自殺直前の患者さんの様子を治療者から説明してもらえないという遺族の不満はしばしば耳にします。そこで、AASの例会では、愛する人を自殺のために失った家族と、患者さんを失った精神療法家が出会う場を設けた年もあります。私もその一人として経験を語りました。家族を自殺で失うことも、精神療法家が患者さんを失うことも同様に非常に辛い体験であるということを互いに確認でき、多くを学ぶ絶好の機会になりました。

JCLS 88002-161

この活動はまだ始まったばかりであり、今回はその一端を紹介したにすぎません。最初は、患者さんを自殺で失ったという体験を互いに率直に話し合うワークショップを定期的に開こうということから始まりました。

そして、その活動が今ではこのように少しずつ広がりつつあります。AASのホームページはhttp://www.suicidology.org/です。その中には、サバイバー自身に対する情報も、そして、患者さんを自殺で失った精神療法家に向けた情報も手に入りますので、関心のある方はぜひ、それも参照してください。

まとめ

第4章では、自助グループについて取り上げてきました。まず、この種のグループが活発に活動している米国の例を紹介しました。

自助グループに関しても、その効果と限界を十分に理解したうえで、活動に参加することをお勧めします。自分の抱えた問題に取り組んでいくうえで、ぴったりと合った自助グループに出会えた方は非常に幸運であるといえるでしょう。また、そのようなグループに出会えるまでに努力も時間も必要かもしれません。

あまりにも盲目的に自助グループに参加するのではなく、自分の抱えた問題に合ったものか、専門的な治療のほうが向いているのではないか、あるいは専門的な治療と並行して自助グループに参加したほうがよいのかといった点をよく検討したうえで、参加を決めても遅くはないと思います。

なお、インターネット上でも、愛する人を自殺で亡くした人同士が支え合うホームページがいくつかあります。一般的に言って、公的な機関のホームページ以外はしばしば変更されることがあります。そのため、ここであえて特定のホームページのアドレスを挙げても、すぐに古いものになってしまう恐れがあります。したがって、関心のある方は御自身で調べてみてください。

JCLS 88002-161

第5章　自殺の危険をどのように捉えるのか

この本では、自殺の後に遺された人が呈するさまざまな反応や、それについての対処法を取り上げてきました。自殺を予防するための本と言うよりは、起きてしまった後の影響をどのようにして最小限度に抑えるかという問題に焦点を当ててきました。

とはいえ、今にも起きるかもしれない自殺の危険性をどのように捉えたらよいかというのはやはり大きな問題です。最後の章になってしまいますが、この点についても触れないわけにはいかないでしょう。

自殺の危険因子

「危険因子」という言葉を聞いたことがあるでしょうか？　たとえば、心筋梗塞の危険因子を例に挙げてみましょう。現時点では心筋梗塞ではないものの、何らかの異常が認められ、そのような異常がない人に比べて、将来、心筋梗塞になる危険が大きい場合、この異常を心筋梗塞の危険因子と呼んでいます。すなわち、①血清脂質異常、②高血圧、③喫煙、④糖尿病、⑤肥満、⑥心筋梗塞の若年発症の家族歴、⑦心電図異常、⑧運動不足、⑨ストレス、⑩痛風ないし高尿酸血症などです。心筋梗塞を予防しようとするならば、当然これらの危険因子をできるだけ少なくするように努めなければなりません。

単純な言い方ですが、自殺の危険因子も同様に考えることができます。自殺の危険因子の主なものを表5に挙げておきます。このような危険因子を数多く満たす人は潜在的に自殺の危険が高まる可能性があると考える必要があるのです。なお、これはあくまでもスクリーニングのための第一歩と考えていた

表5　自殺の危険因子

1)	自殺未遂歴	これまでにも自殺を図ったことがある
2)	精神疾患の既往	気分障害（躁うつ病）、統合失調症、 アルコール依存症、薬物乱用、人格障害
3)	サポートの不足	未婚、離婚、配偶者と死別した人
4)	性別	既遂者：男＞女　未遂者：女＞男
5)	年齢	中高年と高齢者に自殺率のピーク
6)	喪失体験	本人にとって価値あるものを失う体験
7)	自殺の家族歴	家族に自殺した人がいる（若年者では、精神的に強い絆のあった人の自殺が影響を及ぼす）
8)	事故傾性	無意識的な自己破壊傾向 自己の健康や安全を守れない

JCLS 88002-161

だきたいのです。大きく篩にかけて、より専門的な評価のための入口と考えていただければよいでしょう。

働き盛りの自殺を防ぐには

一九九〇年代末にわが国では自殺が急増したことを再三取り上げてきました。中でも四〇～五〇歳台の男性の自殺が急増してしまったのです。自殺が生じる背景には、うつ病、統合失調症、アルコール依存症、薬物乱用、人格障害などのさまざまなこころの病が隠れていることが圧倒的に多いのです。ところが、生前に精神科に受診していた人はごくわずかにすぎません。

厚生労働省は二〇〇一年に「職場における自殺の予防と対応」という冊子をまとめ、それを使って全国で人事担当者向けの自殺予防の講習会を開きました。私はその冊子の中で「どのような人に自殺の危険が迫るのか：自殺予防の十箇条」を担当しました。働き盛りの自殺に密接に関連している、うつ病に焦点を当てて、自殺予防について考えていくことにしましょう。

自殺予防の十箇条

これから説明する自殺予防の十箇条は、自殺の危険因子を一般の方にわかりやすくまとめたものです。このような項目に気づいたら、なるべく早い段階で専門家に受診していただきたいという目安です。

①『うつ病の症状に気をつけよう』

気分が沈む、涙もろくなる、自分を責める、仕事の能率が落ちる、仕事が手につかない、大事なことを先延ばしにする、決断が下せない、これまで関心があったことにも興味が湧かない、不眠が続くといった、うつ病の症状に注意してください。

②『原因不明の身体の不調が長引く』

一般の方は、うつ病というと感情や思考の面に現れる症状に強い関心が向く傾向があります。しかし、同時に、さまざまな身体の症状もしばしば現れてきます。不眠、食欲不振、体重減少などはほとんどの例で現れますが、その他にもどんな身体の不調が出てきても不思議はありません。

ところが、一般の人はこれがうつ病の症状であるとはなかなかすぐには気づきません。その結果、精神科以外の科に転々と受診することになってしまいます。

たしかに中高年では実際に重症の身体疾患が隠れていることもありますので、ぜひ検査を受けてください。ただし、検査を繰り返しても、明らかな異常が見当たらないのに、それでも身体の不調が続く場合は、うつ病の可能性を考えて、精神科を受診してください。

③『酒量が増す』

とくに中高年の人で、これまではつきあい程度であったのに、徐々に酒量が増していく場合は、背後にうつ病が潜んでいる可能性があります。

飲酒をすると、一時的に気分が晴れることを経験しているために、抑うつ的になった人が、ついつい酒に手を伸ばすことはめずらしくありません。飲酒によって不眠が改善すると信じこんでいる人もいます。

しかし、アルコールは脳の働きを抑え、長期的にはうつ病の症状をかえって悪化させてしまいます。また、酩酊状態で自己の行動をコントロールする力を失い、自殺行動に及ぶ人も非常に多いのです。

なお、単に飲酒量が増えたというだけではなく、酒がないと生活できなくなったり、身体的な問題が出てきたり、対人関係に問題をきたしたりして、アルコール依存症の診断を下される状態になると、問題はさらに深刻になってしまいます。

④『安全や健康が保てない』

これは自殺の危険因子で挙げた事故傾性のことです。自殺はある日突然、何の前触れもなく起きるのではなく、最後の行動に先立って、安全や健康が保てなくなるといった形の行動の変化がしばしば出てきます。

たとえば、糖尿病であっても、それまではきちんと管理できていた人が、食餌療法も、薬物療法も、運動療法も突然やめてしまったりすることがあるのです。また、腎不全の人が人工透析を突然受けなくなってしまうようなこともあります。

まじめな会社員が、突然、多額の借金をしたり、何の連絡もなく失踪してしまったり、性的な逸脱行為を認めるようなこともあります。いつもは温和な人が酒の上で大喧嘩をしたり、全財産を賭けるような株式投資に打って出るといった行動の変化を、自殺の前に認めることも珍しくないのです。

⑤『仕事の負担が急に増える、大きな失敗をする、職を失う』

現在、日本の法定年間総労働時間は一、八〇〇時間ですが、それが三、〇〇〇時間を超えると、過労死や過労自殺の率が急激に高まるという調査さえあります。

企業の安全配慮義務は最高裁判決でも指摘されています。従業員の心身の疲弊をきたさないような労働条件を整えるとともに、不幸にして発病した場合には早期に適切な処置をとることを企業は求められているのです。

また、マスメディアなどでもよく報道されていますが、仕事一筋でこれまでの人生を送ってきた人が、仕事上の大きな失敗をしたり、職を失うといった場面に遭遇して、自己の存在価値を失い、急激に自殺の危険が高まることがあります。

⑥『職場や家庭でサポートが得られない』

自殺は孤立の病であると指摘した精神科医もいるほどです。未婚の人、離婚した人、配偶者と死別した人は、結婚していて家族がいる人に比べて、自殺率は三倍以上も高くなります。職場でも家庭でも居場所がなく、問題を抱えているのに、サポートを得られない状況でしばしば自殺は生じています。

⑦『本人にとって価値あるものを失う』

それぞれの人にとって特別な価値があるものを失うことについて十分に考えてみなければなりま

せん。喪失体験の意味を個々の例に沿って考える必要があるのです。家族の死や仕事上のスキャンダルに巻き込まれるといったことが、自己の全存在の否定につながり、生きる価値さえ見失いかねないことがあります。

ただし、これはすべての人にとって同じような打撃になるのではなく、その人その人にとっての意味をよく考える必要があります。

⑧『重症の身体の病気にかかる』

②で取り上げたのは、うつ病に伴う身体症状でしたが、働き盛りの人の場合、重症の身体疾患にかかることがそれまでの人生の意味を大きく変化させることにつながり、自殺の危険を高める結果になる場合もしばしばあります。

⑨『自殺を口にする』

⑧までは、まだ本人でも気づくことができます。しかし、⑨⑩となると、周囲が気づいて、積極的に働きかけないと、自殺が実際に起きてしまう危険が迫っています。

これまでに挙げてきたような項目を数多く満たす人が「自殺」をほのめかしたり、実際にはっきりと口にした場合は、自殺の危険が非常に高くなっていると考える必要があるのです。「死ぬ、死ぬ」

と言う人は本当は死なないと広く信じられていますが、これはまったく根拠のない誤解です。自殺した人の大多数は、最期の行動を起こす前に自殺の意図を誰かに打ち明けています。これを的確にとらえられるかどうかが自殺予防の重要な第一歩になるのです。

また、誰でもよいから「自殺したい」と打ち明けたのではなく、これまでの関係から、「この人ならば、絶望的な気持ちを受け止めてくれるはずだ」との思いから、死にたいという気持ちを話してきたという点を忘れないでください。打ち明けられた人はまず徹底的に聞き役に回ってください。話をそらしたり、批判したり、安易な激励をするのは禁物です。

⑩『自殺未遂におよぶ』

自殺未遂にまで及んだ場合は緊急の危険が目前にまで迫っています。その時は幸い救命されたとしても、再び同じような行動に出て、実際に自殺によって生命を失う危険が高いのです。

首をくくる、電車に飛び込むといったきわめて危険な行為は誰もが真剣に受け止めます。しかし、手首を浅く切る、薬を数錠余分にのむといった、それ自体では死に至らない自傷行為でも、長期的には既遂自殺につながる危険が高いことを忘れてはなりません。

以上のようなサインに気づいたら、早い段階で専門家の治療を受けるように周囲の人々は働きかけてください。

自殺に追い込まれる人に共通する心理

自殺の危険が高い人が、すっかり追い詰められた状態でどのような心理状態にあるかということも説明しておきましょう。

うつ病にかかっても自殺によって命を失ってしまう人もいれば、どれほど重症であっても、けっして自分を傷つける行動に出ない人もいます。また、うつ病以外にもさまざまなこころの病が自殺に関連してきます。

しかし、どのような病気であっても、自殺の危険の高い人には次のような共通の心理が認められるのです。

①絶望的なまでの孤立感

この孤立感は最近になって始まった場合もあるのですが、幼いころから周囲の人々からこのようなメッセージを繰り返し受け、永年にわたって抱き続けてきた感情であることも少なくありません。

家族もいるし、友人や知人も大勢いるかもしれません。しかし、その中で絶望感を伴う深い孤独を感じ続けてきたのです。現実には、周りから多くの救いの手を差し伸べられていても、この世の中で自分はひとりきりであり、誰も助けてくれるはずはないという、深い孤独を感じ、それに耐えられなくなっています。

②無価値感

「私など生きている意味がない」

「生きていることすら許されない」

「私などいないほうが皆が幸せだ」

といった感情も自殺の危険が高い人は抱き続けています。

「生きるだけの意味がない」

「生きていることさえ許されない」

「もう生きる意味をまったく失った」

という絶望感に圧倒されてしまっているのです。そして、本人も無意識的に周囲の人々をあえて刺激し、挑発することで、自分を見捨てるように振る舞うことさえ稀ではありません。

③殺害に至るほどの怒り

自殺の危険の高い人は、絶望感とともに強烈な怒りを覚えています。これは強い絆をもった人に向けられている場合もあれば、また、他者に対してそのような怒りを感じている自分を意識することで、かえって自分自身を責める結果になっている場合もあります。

自分をここまで追い詰めた他者や社会に対して強い怒りを感じていたのが、何らかのきっかけで、それが自己に向けられると、急激に自殺の危険が高まりかねないのです。他者に対する強烈な怒りはしばしば自分自身に向けられた怒りでもあります。

④窮状が永遠に続くという確信

今、自分が置かれている絶望的な状況に対して何の解決策もないし、どんなに努力をしたところで、それは報われず、この窮状が永遠に続いていくという確信を共通して抱いています。他者から与えられた助言や解決策は、今、自分の抱えた大きすぎる問題から逃れるにはなんの役にも立たないとして、拒絶されてしまいます。

⑤心理的視野狭窄

自殺の危険が迫っている人の思考をトンネルの中にいる状態にたとえた精神療法家がいます。トンネルの中にいて周囲は真っ暗なのです。遠くから一条の光が差し込んでいて、それがこの闇から出る唯一の方法と確信しています。そしてそれが自殺であって、他には解決策はまったく見当たらないという独特の心理的視野狭窄の状態に陥っているのです。

⑥諦め

自殺の危険の高い人は、同時にさまざまな感情に圧倒されているのですが、ありとあらゆる必死の戦いを試みた後に独特の諦めが生じ始めます。穏やかな諦めというよりは、嵐の前の静けさのような不気味な感じを伴う諦めと言ってもよいでしょう。「すっかり疲れてしまった」「もうなにも残されていない」「どうでもいい」「何が起きてもかまわない」といった感覚です。この段階に至ると、怒りも、抑うつや不安も、孤独さえも薄れていくほどです。もはや戦いは終わり、それに敗北したという感覚なのです。

このような諦めに圧倒されてしまうと、周囲からはこれまでの不安焦燥感が薄れて、かえって穏やかになったととらえられかねません。あまり敏感でない周囲の人々の目には、これまでの不安や焦燥感が薄らいで、落ち着きを取り戻したかのようにさえ映るかもしれません。

⑦全能の幻想

どんなに環境や能力に恵まれた人であっても、自分の置かれた状況を直ちに変化させることなど不可能です。変化をもたらすには時間も努力も必要です。しかし、自殺の危険の高い人というのは、ある時点を超えると、唯一、今の自分の力でも直ちに変えられるものがあると思い始めます。そして、「自殺は自分が今できる唯一残された行為だ」といった全能の幻想を抱くようになっていきます。この幻想は、絶望感、孤独感、無価値感、怒り、諦めといったさまざまな苦痛を伴う感情に圧倒され続けてきた人にとって、甘い囁きとなって迫ってきます。患者さんを目の前にして、この全能の幻想を感じる時、自殺の危険はもはや直前にまで迫っていることを実感し、直ちに何らかの対策を取らなければなりません。

自殺を引き起こしかねない問題がなんであれ、自殺の危機が直前にまで迫った人にはこのような複雑な感情に圧倒されているのです。

自殺願望を打ち明けられたら

なお、自殺の十箇条で取り上げた⑨と⑩に関してはもう少し詳しく説明しておく必要があるでしょう。

まず、誰かに自殺したいという気持ちを打ち明けられた場面を想像してみてください。これは自殺予防の十箇条の中でも、かなり深刻度が増しています。黄色信号から赤信号に変わりつつある状態といってもよいかもしれません。

自殺願望を打ち明けられるなどというのは、誰にとっても強い不安をかきたてます。たとえ、経験を積んだ医療従事者でさえ強い不安を覚えます。ごく一般的な反応は、すぐに自殺以外の話題にそらそうとしたり、表面的な激励をしたり、社会的な価値観を押しつけたり、時には叱りつけたりしがちです。

しかし、ここで絶対に忘れてはならないことがあります。

自殺を打ち明けた人は多くの場合、誰でもよいから「自殺したい」と打ち明けたのではありません。多くの人の中から意識的・無意識的に特定の「誰か」を選び出して、絶望的な気持ちを必死の思いで打ち明けているのです。

その特定の誰かとは、家族かもしれません、友人かもしれません、入院中に親切にしてくれた看護師さんかもしれません、小学校の恩師かもしれません。自殺しか他に問題の解決法が見当らないと思い込んでしまうような絶望的な状態に置かれた人が、最後に救いを求める叫びを発する相手を必死に選んでいるのです。

これまでの関係から、この人ならば自分の悩みをさらけだしても、きっと真面目に受け止めて、耳を傾けてくれるはずだという必死の思いから打ち明けてきています。

ですから、自殺願望を打ち明けられて、何ともいえない強い不安が頭をもたげてきたとしても、ぜひ、その悩みを正面から受け止めてください。深刻な告白を前にして、思わずその場から逃げ出してしまいたいと思うのはごく普通の反応かもしれません。

しかし、ここで、批判したり、当たりさわりのない励ましを言ったり、世間一般の常識を押しつけてしまうと、その人は二度と胸の内を明かしてくれず、直後に自殺が決行されてしまうかもしれません。

まず、徹底的に聞き役に回ることです。これは簡単なようでいて、現実にはかなり難しいことです。絶望感がひしひしと伝わってきて不安になり、自殺を思い止まるような何かをまた言ってあげようという気持ちが強まってくるのが普通です。

しかし、まず、本人の気持ちをしっかりと受けとめてください。

「自殺は卑怯な行為だ」

「命を粗末にしないで」

「家族のことも考えて」

「気を強く持って」

「馬鹿なことを考えないで」

などという言葉が次々に頭に浮かび上がってくるかもしれません。しかし、第一段階は、救いを求める叫びをまずしっかりと受けとめるのです。

堰を切ったように次から次へと自分の悩みを語り続ける人もいれば、ポツリと語った後、次の言葉が出てくるまでにひどく時間がかかる人もいるでしょう。後者のほうが対応ははるかに難しいのです。

そうなると、また、何とか励まそうとか、助言を与えようとかいう気持ちが湧きあがってきます。

でも、どうかこの沈黙にも耐えて、まず相手の言い分を聞いてください。

「自殺について話をすると危険だ。かえって自殺の可能性を高めてしまう」と心配する人がいます。しかし、これは聞かされている側の不安を表しているのです。訴える人とそれに耳を傾ける人の間に信頼関係があれば、自殺について話をすることはかならずしも危険ではありません。

むしろ、言葉に出して自分の感情を明らかにできると、混乱した状態から少しでも脱することが可能になったり、その人の苦悩を周囲の人に気づいてもらうきっかけになります。

目の前にいる人がどのような問題を抱えているのか、その問題を本人自身がどのようにとらえているのか、どのような感情に圧倒されているのか、どのように反応しているのか、自殺に追い込まれるようになったのはなぜかなどといった疑問が湧いてくるでしょう。もちろん、このような点を理解しようとしながら耳を傾けていくのは大切です。かといって、あまりにも急いで質問するのは控えたるべきです。

傾聴するといっても、ただ聞いているだけではなく、時々、

「それはほんとうに大変でしたね」

「とても辛い思いをしているのですね」

といったごく自然に出てくる感想を、その人の訴えに共感を示すという意味で戻すことは悪くありません。

「・・・ということは、・・・というように感じているのですね」

といった言葉で、相手の考えや感じ方をはっきりさせるように助け舟を出してあげるのもよいでしょう。しかし、これもやりすぎは危険です。さらに、明らかに矛盾しているような訴えに対しては、

「・・・とも感じているし、同時にまったく反対に・・・とも感じているということでしょうか」

などと言って、矛盾に本人が気付くように働きかけることもできます。これも本人が自ら矛盾に気づくことが重要で、言われた事柄を本人が強く否定するようならば、たとえそれが事実を指摘していても、押しつけるのは控えます。いずれにしても、その人の主張に徹底的に耳を傾ける姿勢こそが基本です。


このようにして、これまで長い間、誰にも打ち明けることもできずに、胸の奥にしまっておいた漠然とした感情、それも自殺を決意するまで追い詰められた感情を、ようやく相手を見つけて話すことができたとします。そして、その気持ちを批判されたり叱られたりしないでありのままに自由に話すことができる雰囲気を経験すると、それだけで本人のこころの重荷はかなり軽くなります。

言葉で表現できるようになることはとても大切です。そうすることによって、それまでとらわれ

切っていて、まったく出口がないように思われていた問題に多少でも距離を置いて、問題を客観的に捉え、冷静に対処する第一歩になるのです。

なお、「自殺したい」という気持ちをポツリと述べた後、押し黙ってしまう人もいます。そのような時はその沈黙の時間をいっしょに過ごしてあげるのも方法です。沈黙にも重要な意味があります。辛くて言葉にもできないという状態をそのまましばらく受け止めてあげてください。

もちろん、自殺の問題はこのようにして、たった一回だけで解決するほど簡単ではありません。しかし、これが問題解決への最初の糸口になることを忘れてはなりません。このようにすることによって、解決への扉が少しだけでも開けられたことになるのです。このような対応はとても大切な第一歩です。

そして、たしかに自殺の危険が迫っていると判断したら、専門家の助けを借りる必要があることを忘れないでください。

必死になって気持ちを打ち明けた人が、他には誰にも知らさないでほしいと言ってくることもあります。しかし、自殺の危険に関しては一般の方が単独で受け止めておくにはあまりにも重すぎる負担です。本人の気持ちを尊重するのは大事ですが、最後には適切な援助が得られるように本人に対して真剣に働きかける必要があります。

自殺未遂

自殺願望を打ち明けることが黄色信号から赤信号に変わった時点とたとえるならば、何らかの形で自分を傷つける行為に及んだという事実は、まさに赤信号そのものです。今にも自殺が現実に起きても何の不思議もありません。

自殺未遂は危険因子の中でももっとも深刻なものなのです。

これまでに自殺を図ったものの、幸い生命を救われた人のおよそ十人に一人は、将来、同様の行為を繰り返して、自殺で生命を落とすと指摘されています。

「死ぬ、死ぬと言う人間は死なない」とか

「覚悟のできている人は失敗するような自殺未遂をしない」

と、いうのは全くの迷信です。自殺未遂者が将来、自殺によって命を落としてしまう危険は単純に計算しても、一般人の数百倍も高いのです。どのような自殺未遂も深刻に受け止めなければなりません。

自殺の意図、手段、状況などについて十分に情報を得ておきます。本人は自分のとった行為がどのような結果をもたらすと考えていたのだろうか？　用いた手段は、確実に死につながる危険の高いものであったか、あるいは誰かが何らかの手を打つ可能性が十分あったのだろうか？　自殺未遂が生じた場所や時間は、綿密に計画されていて、救出されたのは単なる偶然に過ぎなかったか、あるいは最初から救けられるような時や場所を選んでいたのだろうか？　救命されたことについて本人はどのような態度を取っているだろうか？　自殺未遂を通じて主としてその人は誰に何を訴えようとしていたのか？　このような点について、本人の状態が許す限り確実な情報を得ておきます。

自殺未遂に用いられた手段

ところが、自殺未遂に関しては、誤った判断を下しかねない危険がいくつかあるので、注意しなければなりません。

第一に、自殺に用いられた手段がただちに死に結びつく場合は、今後も危険な自殺行動を繰り返す可能性が高く、その反対に、実際に死ぬことができないような方法の場合は、将来、死につながる自殺行動を繰り返す可能性が低いとは、かならずしも言い切れないのです。

本人が自らの行為がどのような結果に結びつくと考えていたかということと、現実的な死の危険との間に隔たりを認めることがしばしばあります。

たとえば、何ら医学的な知識のない人がある睡眠薬を五錠一度にのんで自殺を図ったとします。その睡眠薬は一般によく処方されている副作用の少ない安全な薬です。医師や看護師ならば、その睡眠薬を五錠一度に服用したところで、実際に死ぬ危険はほとんどないことを知っています。せいぜい少し深く眠る程度と知っています。

しかし、医学的な知識のない人が、その睡眠薬を五錠服用することで確実に死ねると思っていたとするならば、その点が重要なのです。要するに、自殺未遂に用いた手段がどれほど確実に実際の死に結びつくかということよりも、自殺を図った本人がその行為で死ぬことができるとどの程度確信していたかが問題なのです。死の意図については、客観的な事実ばかりにとらわれずに、主観的な認識についても理解しておかなければならないのです。

子供でも同じような例があります。小学校の低学年生がインクを飲んだり、画鋲を口に含んだりしたとします。周囲の大人が単なる悪ふざけや事故と片付けていることがあります。しかし、「悪ふざけや事故であって欲しい」という大人の先入観をひとまずわきに置いておいて、子供にその意味を尋ねてみると、自己破壊の衝動が明らかになることがあります。本人はその方法で死ねると思っているようなことがしばしばあるのです。客観的な事実から考えると、死に直接つながらないような方法であっても、その行動を起こした本人が抱いている主観的な死の願望に救いの手を差し伸べる必要があるのです。

自殺未遂直後の感情

自殺未遂についてもうひとつ注意しておかなければならない点があります。自殺を図った直後の人が抑うつ的で絶望感に打ちひしがれている場合ばかりではないのです。それどころか、外見上はけっして抑うつ的には見えないことがしばしばあるのです。命を救われたことに対してあからさまな敵意を示すような場合は、まだ自殺の意図が誰の目にも明らかなために、問題がはっきりとしています。

しかし、本人が自殺の意図を否定し、まるで他人事のように自殺未遂について語ったり、それどころか、どこか妙に昂揚した気分でいることさえ、実際の場面では珍しくありません。このため周囲の人々が「狂言自殺」ではないかと疑うことさえあります。そして、身体的な治療を済まされただけで退院となり、精神科的な治療を受けないことも多いのです。

とくに自殺未遂の結果、身体的な問題（薬物の多量服用による昏睡や手首の自傷）のために、まず救急病院に未遂者が連れて行かれ、そのような施設には精神科医がいない場合も少なくありません。ところが、自殺未遂のために本来の抑うつ症状が一時的に晴れてしまって、短期間だけ軽快することがあるのです。

自殺を図った人が置かれていた環境、問題を抱えやすい性格、精神症状などに救いの手が差し伸べられないで、身体的な処置だけされて退院し、以前と同様の環境に戻ると、再び自殺の危険が高まってしまう例も少なくありません。

自殺未遂の直後に一見して精神的な問題がないような状態になった人でも、自殺未遂によって環境の改善される例は少なく、現状のままかむしろ増悪する例も多いのです。自殺未遂者を短期間病院に収容し身体的な治療を施行するだけでは、問題の根本的な解決には程遠いのです。体の治療だけをして、こころの治療をしないままでは、自殺の危険を本当に治療したことにはなりません。

自分を傷つけようとする行為に及んだという事実そのものを真剣に受け止めて、適切な対応をしてください。そうしないと、次に行動を起こしたときには、実際に命を失うことになってしまう可能性が高いのです。

誰かが自らの手で命を絶とうとしている現実に直面すると、強い不安がわきあがるのが普通です。医療関係者でさえも、患者さんの自殺の意図を無意識的に否定しようとするような考えにとらわれることさえあります。患者さんが抱く自殺の意図は、時に医療者の全能感に対する大きな挑戦となります。その結果、自殺未遂が事故や単なる偶然であると無意識のうちに解釈されかねません。一見、単なる偶然と思われて、死ぬ危険のそれほど高くない事故のような出来事に直面した場合であっても、それが確実に自己破壊行動ではないとわかるまでは、自殺を図った可能性を簡単に否定すべきではありません。

治療の原則

最後に、治療の原則についても一言触れておきましょう。なお、本書の主な目的は、自殺が生じた後に遺された人に対するケアですので、自殺の危険が高い人の治療については一言まとめておくだけにします。この点について詳しく知りたい方は他の拙著を参照してください。

さて、自殺が生じかねない危機的な状況がたった一回だけで済んでしまうことは稀です。むしろ、このような危険は何度も繰り返されることを念頭において、治療を進めていきます。

一般的に、自殺の危険の高い人に対する治療には次の三本の柱があり、それを組み合わせていく必要があります。①薬物療法、②精神療法、③周囲との絆の回復です。

まず薬物療法ですが、うつ病に対しては最近では副作用も少なくて、効果も従来の薬とほぼ同等かそれ以上の抗うつ薬が開発されています。他のこころの病に対しても効果的な薬が開発されています。

また、問題を抱えたときに、自殺といった極端に幅の狭い解決策に打って出る傾向に根気強く働きかけていく各種の精神療法も開発されています。

さらに、自殺の危険の高い人というのは精神的に重要なつながりのある人々との関係が希薄になっていたり、自らその絆を断ち切ってしまおうとする傾向が強いという特徴があるのです。そこで、周囲との絆を回復させていくという努力も必要になってきます。

このような三本の柱を念頭に置き、それらを組み合わせながら、粘り強く治療を進めていきます。そのためには、医療スタッフ間の協力も、そして家族や職場の人々との協力も不可欠です。適切な治療が、自殺予防に結びつくことは数々の調査が指摘しているのです。

もう少し具体的に自殺の危険が高い人の治療について図3に模式的に示しました。

自殺未遂を認めないうちから、自殺の

図3　自殺の危険が高い人の治療の流れ

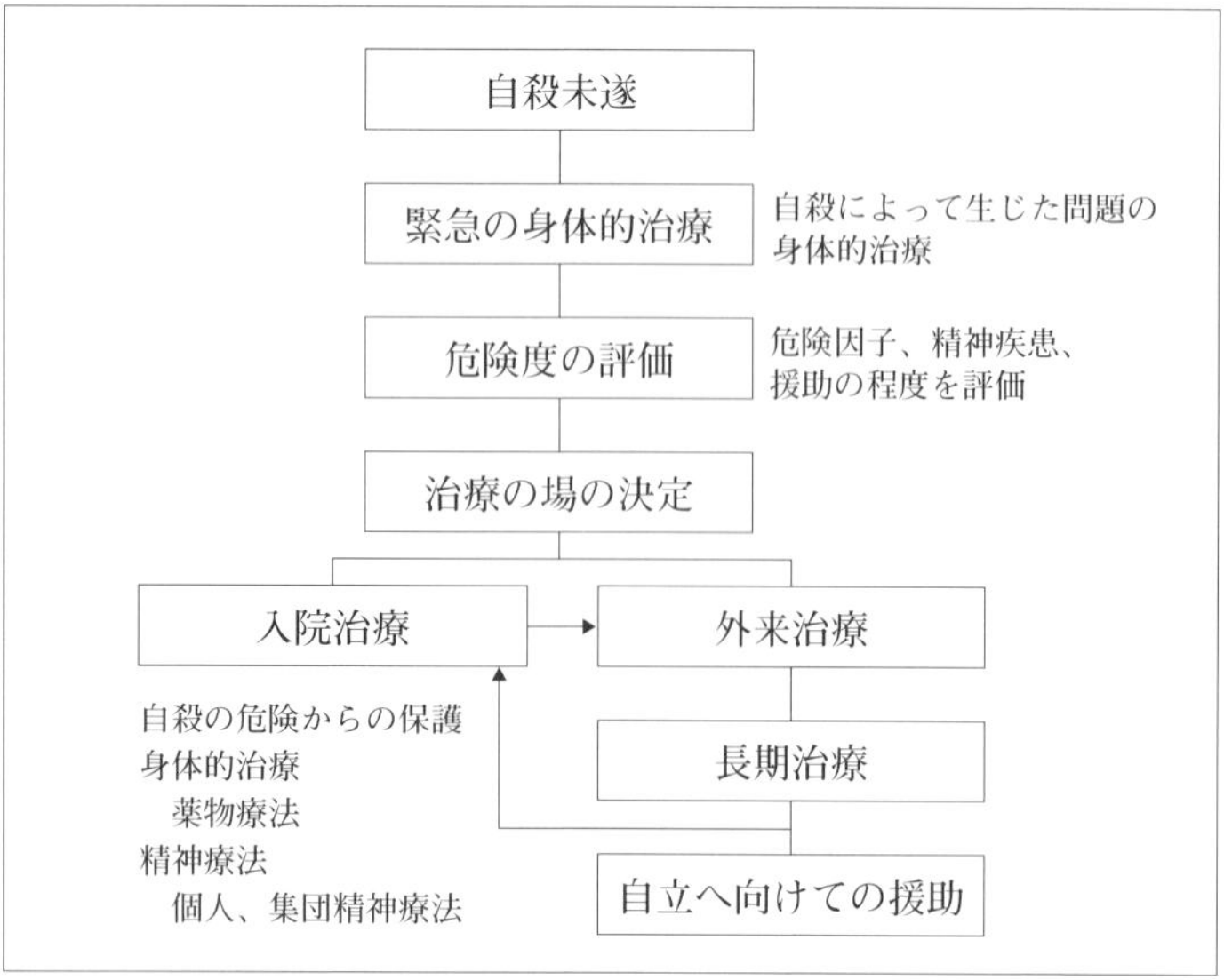

危険に気づかれて治療に導入するのが望ましいのですが、仮に自殺未遂のために治療を受けるようになった人のその後の経過を説明してみましょう。一応ここでは自殺を図ったものの、幸い救命された場合を想定します。

たとえば、薬を多量服用したために意識障害をきたしていたり、包丁で体を刺して傷を負っていたりと、自殺未遂によってさまざまな身体的な問題が生じ、病院の救急部を受診したとしましょう。当然、身体医学的治療を最初に実施します。自殺未遂の直接の結果として生じた身体的な問題がある程度管理された段階で、精神科医の出番が回ってきます。

自殺未遂自体が重要な自殺の危険因子ですが、しばしば治療にあたる者の目を曇らす出来事も起きてしまいます。患者さんは不安や抑うつが強かったり、絶望感に圧倒されている場合ばかりではないのです。

「死にたかった」「助けてほしいとは頼まなかった」「余計なことをしてくれた」とあからさまに敵意をあらわにすることもあります。

また、深刻な事態はまったく変わりがないのに、自殺未遂がカタルシスとなって、当人は自殺を図ったことをまるで他人事のように語ったりすることもあるのです。あるいは、ひどくあっけらかんとしていたり、深刻味がまるでなく、なんだかはしゃいでいるようにさえ見えたり、軽躁的な状態にまでなることもあります。

この様子を見て、医療スタッフですら患者さんが自殺を図ったことに対して、「本当に死ぬ気だったのだろうか」といった疑いの目を向けてしまうことさえあります。しかし、むしろこのような精神状態を示す患者さんが少なくないことを理解しておかなければなりません。

自殺の危険因子の評価、自殺行動の背景に存在する可能性のある精神疾患の重症度の判定、今後も自殺行動を繰り返す危険の評価、さらに、周囲の人々からどの程度の援助が得られるのかといった点について検討しておく必要があります。

このような点を総合的に評価して、入院治療か外来治療か、治療の場を決定します。自殺行動を繰り返す危険が非常に高く、緊急の危険から保護する意味で精神科入院治療が必要と判断される場合があります。入院治療では、薬物療法とともに個人精神療法や集団精神療法などが実施されます。また、緊急度がそれほど高くないと判断されたり、家族や周囲の人々から十分なサポートが得られる場合には、初めから外来で治療していくこともあります。

いずれにしても、ここで指摘しておきたい重要な点は、自殺の危機がたった一回で終わることは比較的稀であるという現実なのです。自殺の危機は、むしろ繰り返し起きてくる可能性が高いことを念頭において治療計画を立てていきます。

そのためにも、入院治療と外来治療の間で緊密に連係が取れるような場で治療を進めていかなければなりません。

自殺未遂の結果、身体に生じた傷を治療することで、治療がすべて終わったと考える人は、一般の人ばかりでなく、医療者にも少なくありません。しかし、薬を余分にのんで意識障害をきたした人に、胃洗浄をしたり、点滴をして、意識を回復させたというのは、あくまでも身体面での治療に過ぎないのです。

多くの問題を抱えた時に、社会に受け入れられるような形で解決策を見つけ出すことができずに、たとえば、手元にあった薬をたくさんのんでしまうという非適応的なパターンを修正することが、真の治療になります。

この身体の治療と心の治療はどちらかが欠けても十分な効果は現れません。そして、当然、治療には多くの時間がかかるものです。

自殺の危険の高い人に対する治療は一般に長期にわたることをはじめから配慮して準備を進めていきます。長期間のフォローアップを計画し、また、ある程度治療効果が出てきて、治療を終了する場合でも、もしもまた危機的な状況が出現したら、すぐに治療者に連絡が取れるように患者さんや家族に十分に説明しておきます。

最終的には、問題が生じたような状況でも、自殺以外のより適応度の高い方法を用いて、患者さんが自分の力でその問題に対処できるような能力を身につけ、自立を援助することが精神療法の目標となってきます。

単に薬物療法をしていくだけで自殺を予防できるような単純な症例は少ないのです。それに加えて、問題を抱えたときに、自殺を図るという非適応的な選択を取るという行動パターンを修正していく精神療法が必要になりますが、これは非常に時間をかけて実施していかなければなりません。さらに、自殺は孤独の病理であるという側面を理解して、その予防のためには本人を支える周囲の人々との絆を回復していくという努力も欠かせないのです。

いずれにしても、一朝一夕で片のつく問題ではありません。自殺の危機は多くの場合、何度も繰り返される可能性が高いのです。入院治療が一応目標を達成して、その後、外来治療に移しても、また危機が訪れる可能性もあります。そのような場合は、一時期、入院治療に戻す必要も出てくるかもしれません。このように、深刻な自殺の危険を抱えた患者さんに対する治療では、入院と外来の連係は欠かせないのです。

以上のような点を考慮しながら、長期にわたるフォローアップを計画していかなければなりません。

まとめ

この本を書いた目的はあくまでも自殺の後に遺された人々の心理を説明し、そのケアのためにどのようなことをしなければならないかという点でした。

最終章では、その目的を少し外れてしまったかもしれませんが、自殺の危険が迫る人の特徴とその対応の仕方や、治療の原則について取り上げました。自殺予防そのものに関しては私のこれまでの著書で詳しく解説してありますので、本書では簡単に触れるにとどめておきました。自殺の危険はけっして何の手を打つこともできない絶望的な状態ではなく、適切な手段でもって十分に予防可能な状態であることを少しでも理解していただけたでしょうか。

JCLS 88002-161

おわりに

私は一九七九年に精神科医になりました。当時ですら、すでに年間自殺者総数が二万人を超えていて、交通事故死者数の二倍以上だったのです。

ところが、交通戦争の対策を叫ばれこそすれ、自殺予防に対して世間の関心はほとんどといってよいほどありませんでした。

精神科医になったということもあって、私は自殺予防に一般の人よりも深く踏み込むことになったのですが、世間の自殺予防に対する関心の低さに深い絶望感を覚えたものです。

私は毎年、アメリカ自殺予防学会（ＡＡＳ）に参加してきました。自殺が生ずる背景にこころの病がしばしば隠れていることが広く知られていて、その早期発見と適切な治療の必要性が強調されていました。そして、さまざまな予防活動が展開されていたのですが、わが国の状況と比べると天と地との差を感じたほどです。

精神科医として痛感するのは、自殺の危険が高い人というのは、決して、その死の意図が一〇〇パーセント固まっているわけではないということです。最後の最後まで「死にたい」という絶望的な気持ちと「痛みを止めてほしい。もう一度生きていきたい」という必至の願望の間を激しく揺れ動いているのです。

したがって、安易に死を肯定する世間一般の風潮には私は強い憤りすら覚えてきました。

また、自殺予防というと、精神科独自の問題ととらえられがちですが、こころの病を抱えていても、適切な精神科治療にまで行きつかないうちに取り返しのつかない行動に出てしまう人があまりにも多いというのも現実です。早い段階で問題に気づいて、適切な手当てをすれば、自ら命を絶たずに済んだ人がどれくらいの数いるかわかりません。

さらに、自殺は死にゆく人だけの問題にとどまらないのです。日本の自殺者総数三万人台という緊急事態が一九九〇年代末から続いていますが、未遂者はその一〇倍は存在すると推定されています。そして、未遂あるいは既遂自殺が一件起きると、そのために極度の精神的打撃を受ける人が少なく見積もっても五人はいるとも言われています。

したがって、自殺は死にゆく人三万人だけの問題ではなく、毎年、わが国だけでも百数十万人にこころの傷を負わせている深刻な問題であるのです。

私が精神科医になった二十数年前というと、自殺予防に対する関心が低かったばかりでなく、ま

JCLS 88002-161

してや、遺された人々がかかえるさまざまな悩みやそれに対するケアなどに光が当てられることはほとんどありませんでした。

一九九〇年代末にわが国の自殺者総数が急増したことは既に述べましたが、一九九〇年代におこされた一連の過労自殺裁判も、行政が重い腰をようやく上げることに、一翼をになっていました。

常軌を逸した長時間労働が、従業員にうつ病を引き起こし、その結果、自殺につながったと最高裁が判断したのは、二〇〇〇年三月のことです。最高裁は、長時間勤務とうつ病の発病との間の因果関係を認めるとともに、企業側に安全配慮義務を求めたのです。要するに、企業には従業員が心身の疲弊をきたさないように労働環境を整備する義務があるとともに、不幸にして従業員が発病した場合には、可能な限り早い段階で適切な対策を講ずる必要性を明言しました。

最近では、交通事故死者数の三倍以上の人々が毎年わが国では自ら命を絶っています。このようなあまりにも悲惨な現状で、自殺予防に全力を尽くさなければならないことは当然です。そして、また、実際に起きてしまった自殺について悩んでいる多くの遺された人々に対しても、援助の手を差し伸べる必要が出てきたのです。

私はこれまで精神科医の立場から、自殺の危険をどのようにとらえて、自殺を予防するためには具体的にどういった手立てを取らなければならないかという点についていくつかの本をまとめてきました。

本書はこれまでに私が書いた本とは少し視点を変えて、自殺が起きてしまった後に、遺された人が呈する感情や、そのケアの仕方に焦点を当てています。専門家向けの本というよりは、一般の方々に読んでいただきたいと考えながら筆を進めました。

ともすると、わが国では自殺はタブーのように扱われています。「誰もその痛みはわからない」「時が経つことだけが傷を癒してくれる」との考え方がこれまでは非常に強かったように思えます。たしかに時間とともに自力で、愛する人の自殺がもたらした痛みから立ち直る人も多いのかもしれません。しかし、苦しみを誰にも語ることもできずに、一人じっと耐え、そうこうするうちに、自分自身も深刻なこころの病を抱えてしまうといった人もけっしてめずらしくはないはずです。

自殺は自由意志に基づいて選択された死などではなく、さまざまな理由から追い詰められて、強制された死であると、私はいつも感じています。

全力を尽くして自殺を予防する必要があります。そして、それとともに、不幸にして起きてしまった自殺が現実として存在する以上、遺された人のこころの傷をできる限り癒すような手立ても取らなければならないのです。本書が少しでもそのお役に立つことができれば、筆者としてこれ以上の幸せはありません。

＊＊＊＊＊

最後に、本書をまとめるにあたって、私が精神科医として出会った患者さんやその御家族の方々

JCLS 88002-161

から多くを学んだことについて、心から感謝申し上げます。

そして、日頃から貴重な助言や激励をいただいている防衛医科大学校精神科教授野村総一郎先生に深謝申し上げます。さらに、防衛庁のメンタルヘルスチームとも言うべき素晴らしい仲間に出会えて、私自身のこころの健康も格段に改善していることを実感しています。その主要メンバーである、福間詳先生、山下千代先生、下園壮太先生、藤原俊通先生にとくに感謝申し上げます。日々激励していただいている、防衛医学研究センターの池田知純先生、林琢也先生、清水邦夫先生、真崎義憲先生、澤村岳人先生、菅原摩利子さん、上野山真紀さんに対しても感謝申し上げます。

最後に、本書の企画および編集に際して、新興医学出版社の服部治夫氏に大変お世話になりました。自殺後に遺された人についての本をまとめるなどという企画は数年前には思いもよらなかったものです。服部氏の多大な尽力と激励がなければ、そもそも本書は日の目を見なかったことを述べて、心から感謝する次第です。

二〇〇三年八月

高橋祥友

JCLS 88002-161

推薦図書

（自殺予防や遺された人々の心理についてさらに詳しく学びたい読者は次の本を参考にしてくださ い。）

アルヴァレズ・A（早乙女忠・訳）『自殺の研究』（新潮選書、一九七四年）
朝日新聞社秋田支局・編『自殺の周辺／新聞記者の取材ノートから』（無明舎出版、二〇〇一年）
あしなが育英会・編『お父さんがいるって嘘ついた』（広済堂出版、一九九七年）
Dunne, J.D., et al.（Eds.）: Suicide and its Aftermath. Norton, 1987.
デュルケーム・E（宮島喬・訳）『自殺論』（中公文庫、一九八五年）
ファイン・C（飛野田裕子・訳）『さよならも言わずに逝ったあなたへ／自殺が遺族に残すもの』（扶桑社、二〇〇〇年）
樋口輝彦・編『うつ病／私の出会った患者さん』（日本評論社、一九九八年）
自死遺児編集委員会、あしなが育英会・編『自殺って言えなかった』（サンマーク出版、二〇〇二年）
上島国利・編『今日のうつ病治療』（金剛出版、一九九〇年）
笠原嘉『軽症うつ病／「ゆううつ」の精神病理』（講談社、一九九六年）
柏瀬宏隆『うつ病・躁病を治す』（保健同人社、一九九五年）

川人博『過労自殺』（岩波新書、一九九八年）
川人博・高橋祥友・編著『サラリーマンの自殺／今、予防のためにできること』（岩波ブックレット、一九九九年）
レスター・D（斉藤友紀雄・訳）『自殺予防Q＆A』（川島書店、一九九五年）
マルツバーガー・J・T（高橋祥友・訳）『自殺の精神分析』（星和書店、一九九四年）
中河原通夫『こころの治療薬』（弘文堂、一九九三年）
野村総一郎『精神科にできること』（講談社現代新書、二〇〇二年）
大原健士郎『うつ病の時代』（講談社現代新書、一九八四年）
大原健士郎『生きることと死ぬこと／人はなぜ自殺するのか』（朝日新聞社、一九九六年）
大原健士郎『今日を生きる／心を癒し、生きがいを創る』（大和書房、一九九六年）
大野裕『「うつ」を生かす／うつ病の認知療法』（星和書店、一九九〇年）
リッチマン・J（高橋祥友・訳）『自殺と家族』（金剛出版、一九九三年）
高橋祥友『自殺の危険／臨床的評価と危機介入』（金剛出版、一九九二年）
高橋祥友『自殺の心理学』（講談社現代新書、一九九七年）
高橋祥友『群発自殺』（中公新書、一九九八年）
高橋祥友『青少年のための自殺予防マニュアル』（金剛出版、一九九九年）

JCLS 88002-161

高橋祥友『中高年とこころの危機』（NHKブックス、二〇〇〇年）
高橋祥友『自殺のサインを読みとる』（講談社、二〇〇一年）
高橋祥友『医療者が知っておきたい自殺のリスクマネジメント』（医学書院、二〇〇二年）
高橋祥友『どうぞ気楽に精神科へ』（講談社、二〇〇二年）
高橋祥友『中高年自殺／その実態と予防のために』（ちくま新書、二〇〇三年）
渡辺昌祐、光信克甫『プライマリケアのためのうつ病診療Q＆A』（金原出版、一九九七年）

著者略歴：高橋祥友（たかはし・よしとも）

一九五三年、東京生まれ。金沢大学医学部卒。精神科医。医学博士。東京医科歯科大学（研修医、医員）、山梨医科大学（助手、講師）、カリフォルニア大学ロサンゼルス校（フルブライト研究員）、東京都精神医学総合研究所（副参事研究員）を経て、二〇〇二年より防衛医科大学校・防衛医学研究センター・行動科学研究部門・教授。

著書に、「医療者が知っておきたい自殺のリスクマネジメント」（医学書院）、「自殺の心理学」、「自殺のサインを読みとる」、「仕事一途人間の中年こころ病」、「どうぞ気楽に精神科へ」「英語力を身につける」（以上、講談社）、「自殺の危険／臨床的評価と危機介入」、「青少年のための自殺予防マニュアル」（以上、金剛出版）、「群発自殺」（中央公論新社）、「中年期とこころの危機」（日本放送出版協会）、「中高年の自殺を防ぐ本」（法研）、「老年期うつ病」、「生と死の振り子／生命倫理とは何か」（以上、日本評論社）、「中高年自殺／その実態と予防のために」（筑摩書房）他

2版　平成20年5月30日
第1版発行　平成15年8月8日

自殺、そして遺された人々

（定価はカバーに表示してあります）

著者　高橋祥友

検印省略

発行者　服部治夫
発行所　株式会社　新興医学出版社
〒113-0033　東京都文京区本郷6丁目26番8号
電話 03(3816)2853
FAX 03(3816)2895

印刷　株式会社　藤美社　　ISBN 978-4-88002-161-4　　郵便振替　00120-8-191625